德国罗莎·卢森堡基金会资助

女性健康权益
——您知道多少？

中国人口与发展研究中心　编

中国农业科学技术出版社

图书在版编目（CIP）数据

女性健康权益——您知道多少？/中国人口与发展研究中心编. —北京：中国农业科学技术出版社，2016. 11

ISBN 978-7-5116-2786-5

Ⅰ. ①女… Ⅱ. ①中… Ⅲ. ①女性－保健－基本知识 Ⅳ. ①R173

中国版本图书馆 CIP 数据核字（2016）第 241156 号

责任编辑 王更新
责任校对 贾海霞
出 版 者 中国农业科学技术出版社
北京市中关村南大街12号 邮编：100081
电　　话 （010）8210 6639（编辑室） （010）8210 9702（发行部）
（010）8210 9709（读者服务部）
传　　真 （010）8210 7637
网　　址 http://www.castp.cn
经 销 者 各地新华书店
印 刷 者 北京富泰印刷有限责任公司
开　　本 850 mm × 1168 mm 1/32
印　　张 2.375
字　　数 55千字
版　　次 2016年11月第1版 2016年11月第1次印刷
定　　价 38.00元

《女性健康权益——您知道多少？》

编委会

前言

健康是人类生存发展的基础，是人们生活质量改善的重要标志和迫切需要。健康权是人的基本权益，是公民享有一切权利的基础。政府和社会各界有责任、有义务不断改进和完善相关服务，帮助公民获得相关信息，并提供基本公共卫生服务，通过采取各种措施保护其健康权益，促进其健康水平不断提高，推进基本公共服务均等化。2015—2017年中国人口与发展研究中心与德国罗莎·卢森堡基金会合作开展“女性流动人口健康权益促进”项目，主旨在于推进流动人口卫生计生基本公共服务均等化，促进女性流动人口健康及其权益保护。

为提供良好的卫生计生服务，保障女性流动人口的健康权益，项目组特编写本手册，以期为女性流动人口提供基本的女性健康及健康权益促进知识。针对该群体在工作和生活中面临的各种健康及健康权益问题，手册编写人员以图文并茂的形式进行讲解和阐述，意图通过通俗易懂的画面与清晰明了的文字传播健康知识，促进流动女性获取健康权益信息，提升其健康权益促进的意识和能力。

衷心希望这本手册能够帮助女性流动人口在外工作和生活期间，掌握基本的身体、心理健康知识，培养健康的生活习惯，自主维护应有的健康权益。

目　录

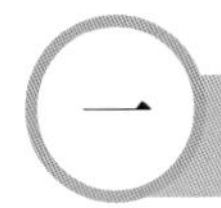

一 女性健康基本知识——您知道吗?

（一）话说健康

1. 什么是健康

健康是基本人权，是人生最宝贵的财富，是人们从事一切活动的基石。健康是生命存在的最佳状态，有着丰富深蕴的内涵。

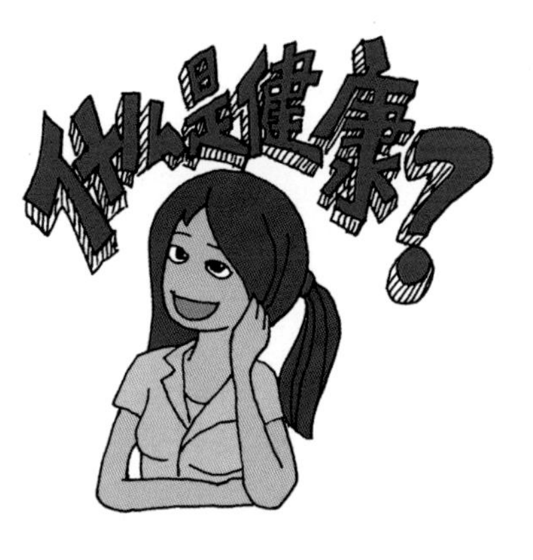

20世纪前，人们的健康观主要局限于生理健康，认为躯体发育良好，没有生理疾病就是健康。随着社会经济的发展、医学模式的转变以及人们健康观的转变，健康的基本内涵也在不断更新。早在1948年，世界卫生组织（WHO）就对健康做了新的定义，即“健康是身体上、精神上和社会适应上的完好状态，而不仅仅是没有疾病或者不虚弱。”也就是说，只有当人在生理、心理、社会适应等多方面同时健全时才是真正的健康。

2. 健康的标准

世界卫生组织提出的10条人体健康的标准如下。

- ✧ 有充沛的精力，能从容担负日常生活和工作而不感到过分紧张和疲劳。
- ✧ 处世乐观，态度积极，乐于承担责任，事无大小，不挑剔。
- ✧ 善于休息，睡眠良好。
- ✧ 应变能力强，适应外界环境中的各种变化。
- ✧ 能够抵御一般感冒和传染病。
- ✧ 体重适当，身体匀称，站立时头、肩、臂位置协调。
- ✧ 眼睛明亮，反应敏捷，眼睑不发炎。
- ✧ 牙齿清洁，无龋齿，不疼痛，牙龈颜色正常，无出血现象。
- ✧ 头发有光泽，无头屑。
- ✧ 肌肉丰满，皮肤有弹性。

前4条为心理健康内容，后6条为身体健康（生理和形态）内容。

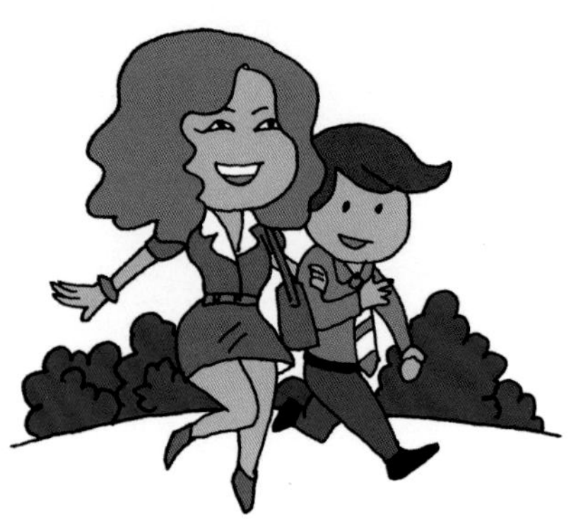

每个人都有获取自身健康的权利，也有不损害和维护自身及他人健康的责任。

健康生活方式主要包括合理膳食、适量运动、心理平衡等方面。

（二）日常生活健康知识

1. 平衡膳食宝塔

为指导人们合理营养，中国营养学会提出了膳食指南，并形象地称为“平衡膳食宝塔”。宝塔共分为5层，包括我们每天应吃的主要食物种类：“粮、豆类”“蔬菜、水果”“奶和奶制品”“禽、肉、鱼、蛋”，并以这4类食物为基础，适当增加“油、盐、糖”。

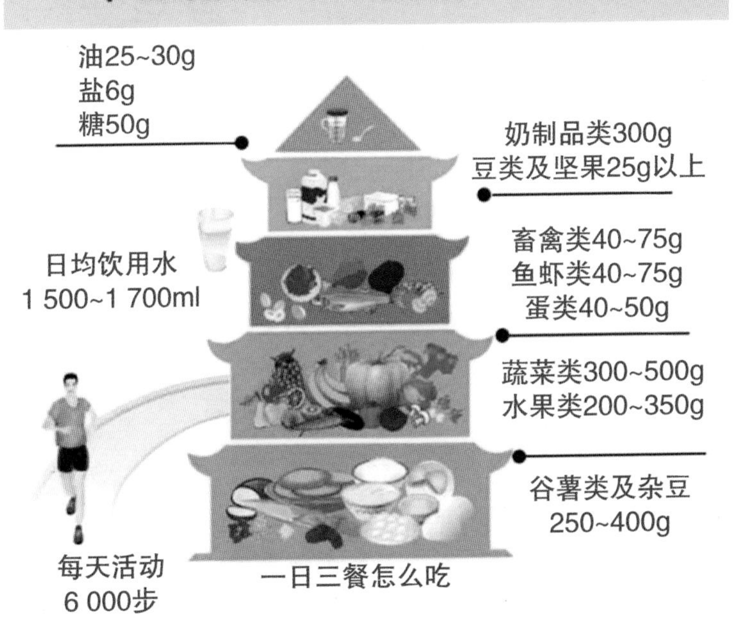

2. 营养饮食指导

（1）食物多样，谷类为主，粗细搭配

平衡膳食必须由多种食物组成才能满足人体各种营养需求，达到营养均衡、促进健康的目的。谷类是中国传统膳食的主体，是人体能量的主要来源，它包括米、面、杂粮，主要提供碳水化合物、蛋白质、膳食纤维及B族维生素。一般成年人每天应摄入250~400g谷类食物。另外要注意粗细搭配，经常吃一些粗粮、杂粮和全谷类食物。

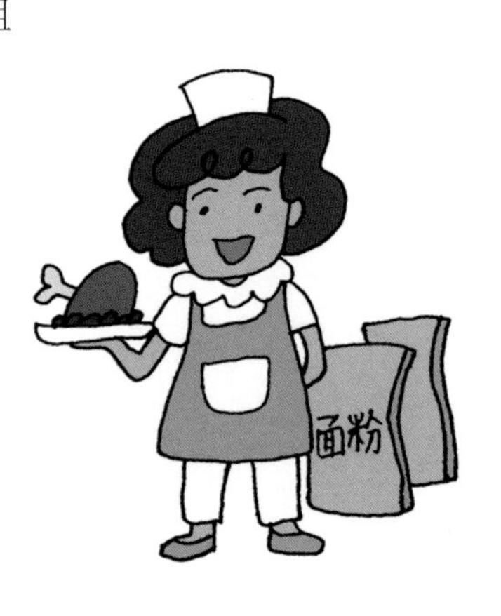

（2）多吃蔬菜水果和薯类

蔬菜水果能量低，是维生素、矿物质、膳食纤维和植物化学物质的重要来源。薯类含有丰富的淀粉、膳食纤维以及多种维生素和矿物质。富含蔬菜、水果和薯类的膳食对保持身体健康，保持肠道正常功能，提高免疫力，降低患肥胖、糖尿病、高血压等慢性疾病风险具有重要作用。一般成年人每天应吃蔬菜300~500g，水果200~400g，并注意增加薯类的摄入。

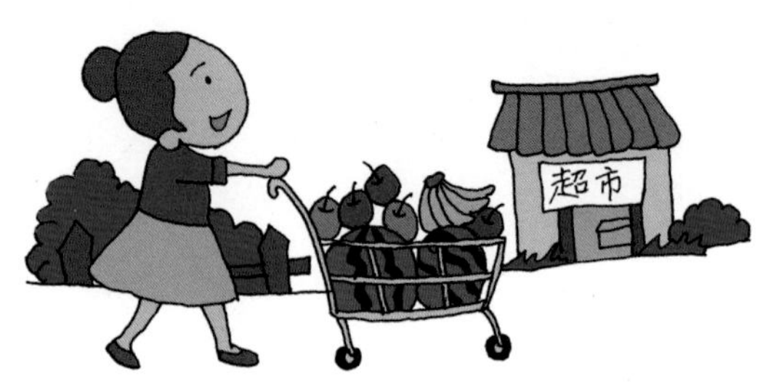

（3）每天吃奶类、大豆或其制品

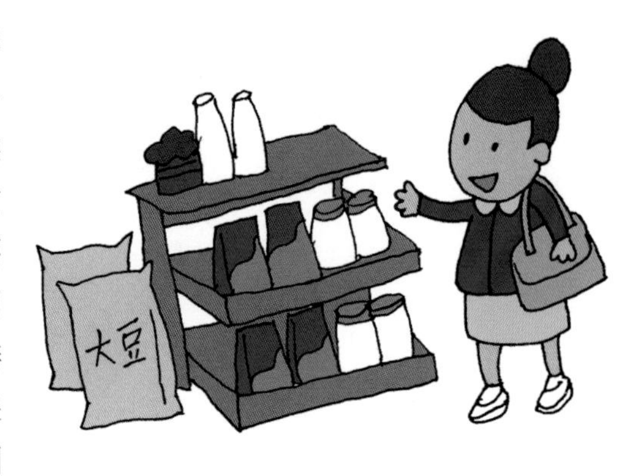

奶类营养成分齐全，容易消化吸收。奶类富含优质蛋白质和维生素，含钙量较高，且利用率也很高，是膳食钙质的极好来源。多饮奶有利于骨健康，一般成年人每天应饮奶300ml。大豆富含优质蛋白质、脂肪酸、多种维生素和膳食纤维，且含有磷脂、低聚糖，以及异黄酮、植物固醇等多种植物化学物质。一般成年人每天应摄入30~50g大豆或其制品。

（4）常吃适量的鱼、禽、蛋和瘦肉

鱼、禽、蛋和瘦肉均属动物性食物，是优质蛋白、脂类、脂溶性维生素、B族维生素和矿物质的良好来源，是平衡膳食的重要组成部分。瘦畜肉铁含量高且利用率好。鱼类和禽类脂肪含量低，且含有较多不饱和脂肪酸；蛋类富含蛋白质，营养成分齐全。但动物性食物都含有一定量的饱和脂肪和胆固醇，摄入过多可能增加患心血管病的危险性。

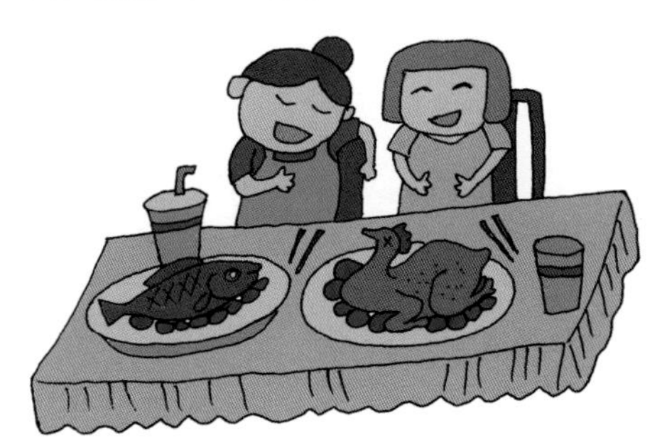

（5）减少烹调油用量，吃清淡少盐膳食

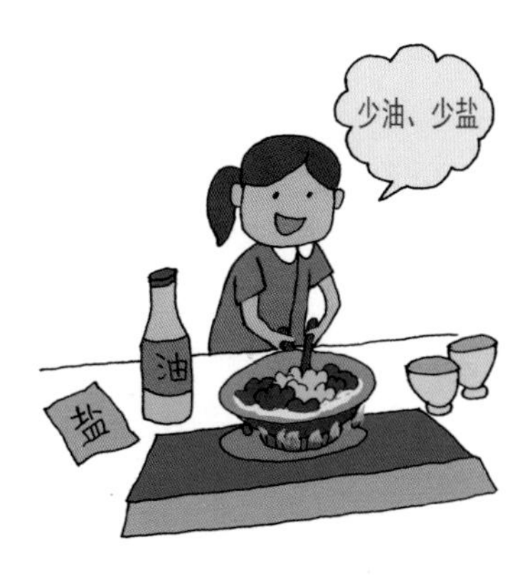

脂肪是人体能量的重要来源之一，并提供必需的脂肪酸，有利于脂溶性维生素的消化吸收，但脂肪摄入过多是引起肥胖、高血脂、动脉粥样硬化等多种慢性疾病的危险因素之一。膳食盐的摄入量过高与高血压的患病率密切相关。建议养成吃清淡少盐膳食的习惯，即膳食不要太油腻，不要太咸，不要摄食过多的动物性食物和油炸、烟熏、腌制食物。

（6）食不过量，天天运动，保持健康体重

进食量和运动是保持健康体重的两个主要因素。食物提供人体能量，运动消耗能量。如果进食量过大而运动量不足，多余能量就会在体内以脂肪形式积存下来，增加体重，造成超重或肥胖；相反，若食量不足会引起体重过低或消瘦。建议人们改变久坐少动的不良习惯，坚持天天运动。

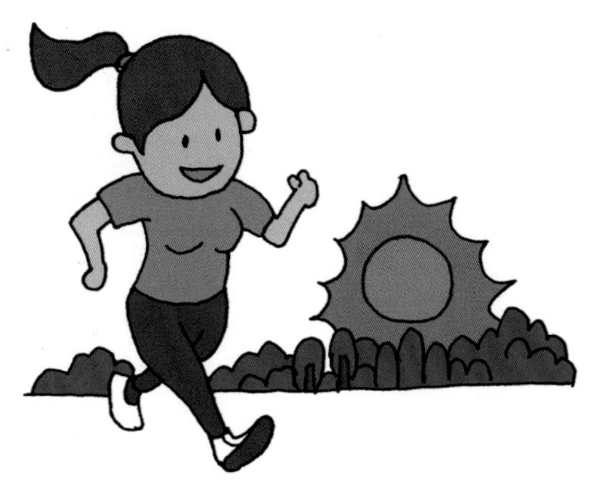

（7）三餐分配要合理，零食要适当

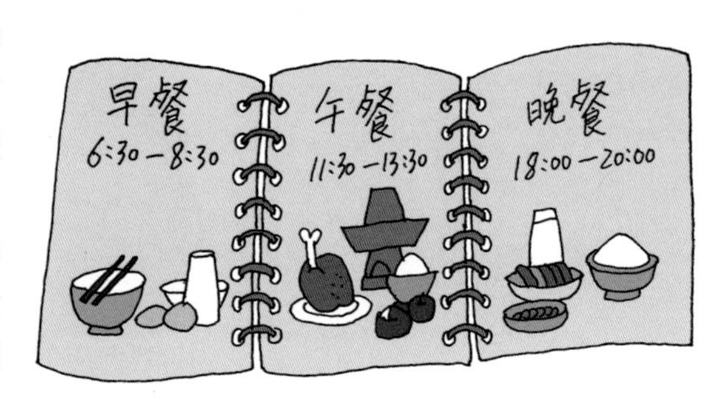

合理安排一日三餐的时间及食量，进餐定时定量。早餐提供的能量应占全天总能量的25%~30%，午餐应占30%~40%，晚餐应占30%~40%。可根据职业、劳动强度和生活习惯适当调整。一般情况下，早餐安排在6:30~8:30，午餐在11:30~13:30，晚餐在18:00~20:00为宜。不暴饮暴食。零食作为营养补充，可以合理选用。

（8）每天足量饮水，合理选择饮料

水是一切生命必需的物质。饮水不足或过多都会对人体健康带来危害。饮水应少量多次，不要感到口渴再喝水。饮水最好选择白开水。饮料要合理选择，有些饮料添加一定的矿物质和维生素，适合热天户外活动和运动后饮用。有些饮料只含糖和香精香料，营养价值不高。喝大量含糖的饮料代替喝水是一种不健康的习惯。

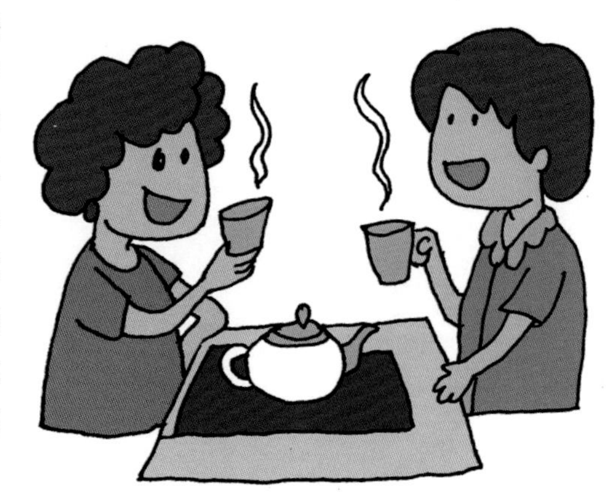

（9）吃新鲜卫生的食物

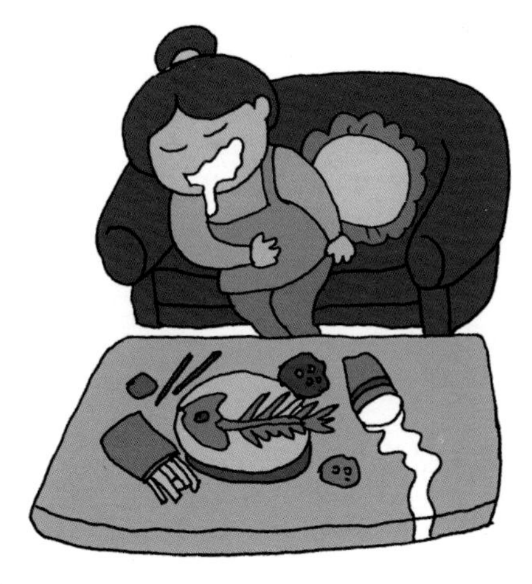

食物放置过久会变质，还可能含有或混入各种有害因素，如致病微生物、寄生虫和有毒化学物等。烟熏食品及有些加色食品可能含有苯并芘或亚硝酸盐等有害成分，不宜多吃。食物合理储藏可以保鲜，避免受到污染。高温加热能杀灭食物中大部分微生物，延长保存时间；注意食物加工环境和用具洁净，避免烹调时的交叉污染。

3. 健康运动方式

（1）20～30岁

多做增强力量的训练，通过全身性的锻炼，提高心搏能力、反应能力及柔韧性等。可选择跑步、游泳、跳绳等有氧运动。

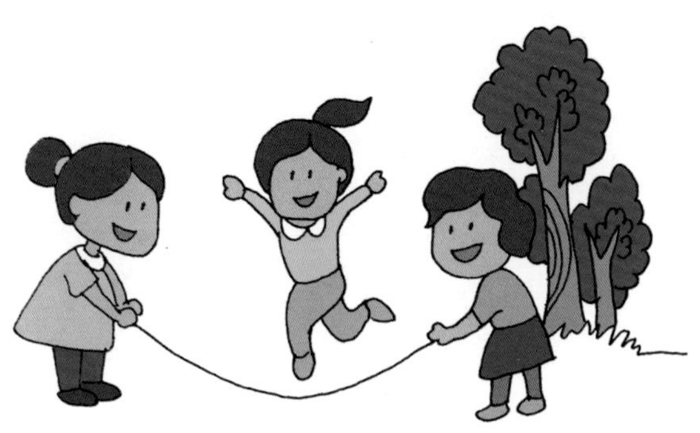

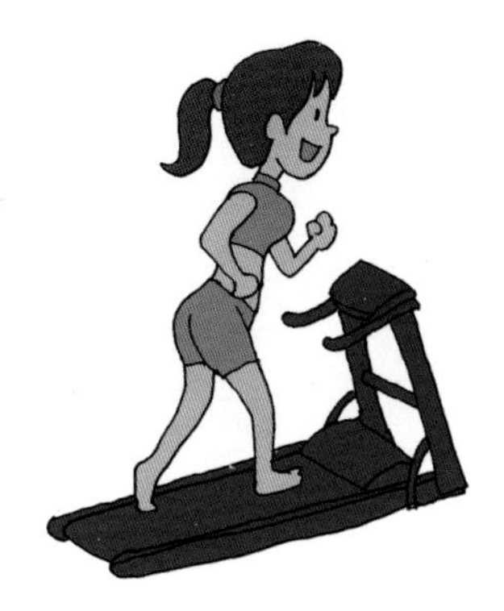

（2）30～40岁

有意识地锻炼柔韧性，提高肌肉的伸展力。练习重点可放在心脏循环系统及柔韧性上。可选择器械练习，以增加肌肉的含量，保持肌肉的韧性和弹性。

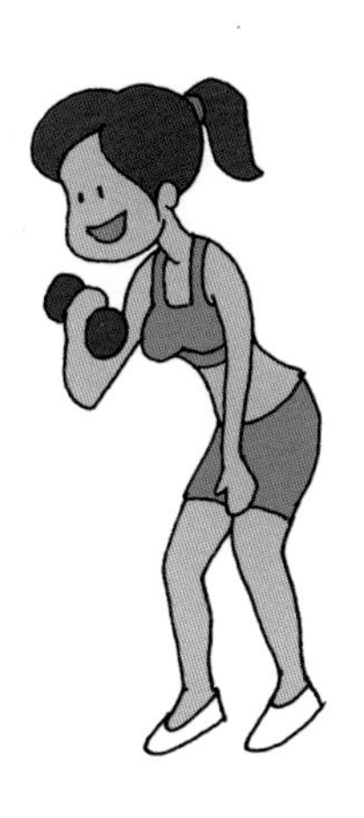

（3）40～50岁

注意保持体形，消除赘肉，运动量不宜过大，锻炼的重点可放在腹部、大腿上。可选择哑铃操、垫上运动，以减缓肌肉的松弛。

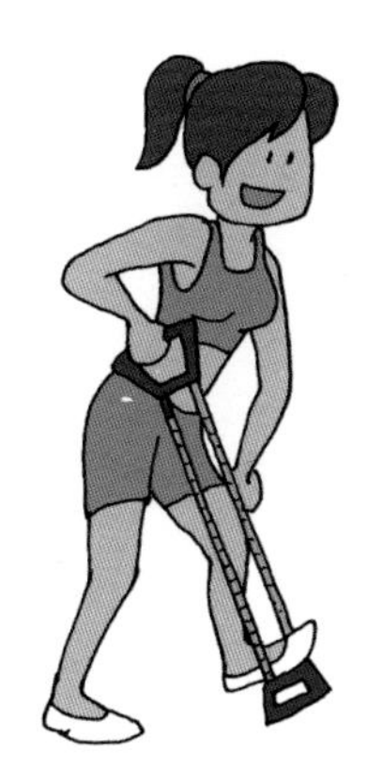

（4）50～60岁

多做增强背肌的练习，防止脊椎变形和椎间盘损伤。运动时要循序渐进，增强骨骼密度，切忌一次性运动量过大。

（5）60岁以上

适合进行小运动量的锻炼，不宜进行快速的力量练习。可选择慢步、倒着走等运动。

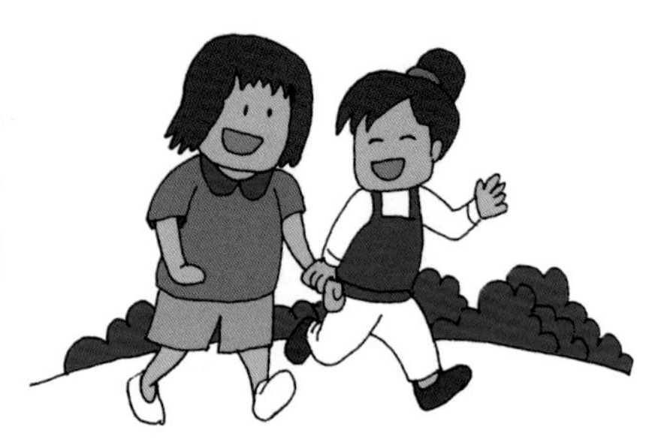

4. 时期保健要点

（1）20岁的女人

✧ 注意月经变化和经期卫生：如果感到下腹发胀、下坠、胀痛或其他不适，应到正规医院妇产科就诊。

✧ 有生育计划的女性需要为孕育下一代做好准备：每日摄入0.4mg叶酸，预防婴儿先天性神经管畸形（无脑畸形、脊柱裂）、唇腭裂及先心病等。

✧ 减掉多余脂肪：减少乳腺癌、心脏病和糖尿病的患病风险。但脂肪也不能太少，否则不易怀孕。

✧ 每天摄入1 000mg钙质：通过食物营养平衡或药品都可以，20~30岁是吸收钙质的最佳年龄。

✧ 坚持体育锻炼：保持锻炼身体的习惯，坚持锻炼。

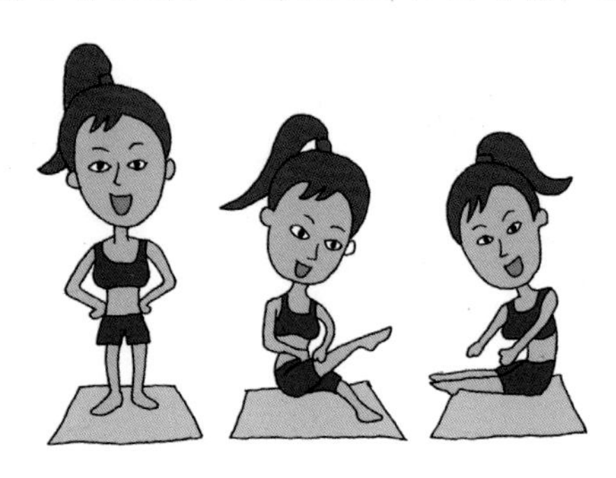

（2）30岁的女人

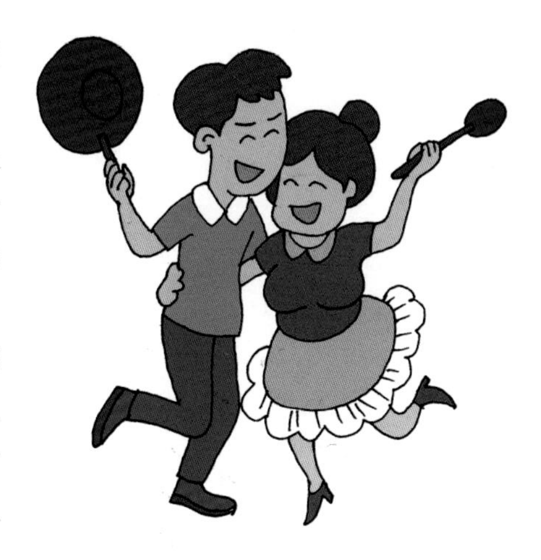

✧ 注意月经变化：痛经或月经过多可能是子宫肌瘤或子宫内膜异位的表现。

✧ 夫妻和睦相处：和谐的夫妻关系有利于提高人体免疫机能。

✧ 保持合理体重：不管是孕前、孕期和产后，都应科学饮食，坚持运动，保持合理体重。

✧ 摄取多种维生素：摄取多种维生素以免慢性疾病大量消耗人体内的微量元素。

✧ 练习瑜伽：保持锻炼身体的习惯，坚持锻炼。

（3）40岁的女人

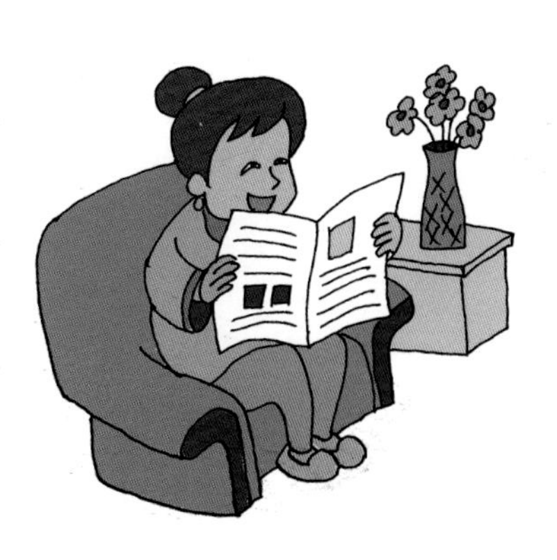

✧ 注意牙齿保健：定期看牙医，保持牙齿和牙龈健康。

✧ 定期关注骨密度，检查骨质流失情况。

✧ 多吃鱼：鱼肉中富含不饱和脂肪酸，可以预防心脏病。

✧ 多动脑：勤读书、常看报、玩猜字游戏，可有效预防老年痴呆症。

✧ 坚持运动：每天坚持运动有利于增进健康，增强体质。

✧ 减少热量摄入：每天下午5点以后的热量摄入比例应控制在全天热量摄入的30%以下。

5. 重视和维护心理健康

女性一生中会遇到各种心理卫生问题，重视和维护心理健康非常必要。

心理卫生问题能够通过调节自身情绪和行为、寻求情感交流和心理援助等方法解决。采取乐观、开朗、豁达的生活态度，把目标定在自己能力所及的范围内，调适对社会和他人的期望值，建立良好的人际关系，培养健康的生活习惯和兴趣爱好，积极参加社会活动等，均有助于保持和促进心理健康。

（三）女性不同年龄阶段的健康知识

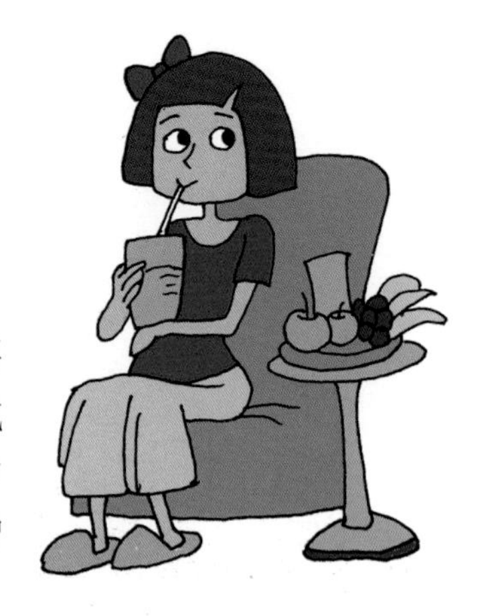

1. 青春期保健知识

（1）营养指导

青春期发育迅速，营养需要大大增加。首先热量的需要比成人多，热量的来源主要是主食中的碳水化合物，因此饭量需要增加，激素、抗体、酶等急剧增多，这些主要依赖蛋白质，所以应在此期多摄入乳类、豆类、鱼类及五谷杂粮。

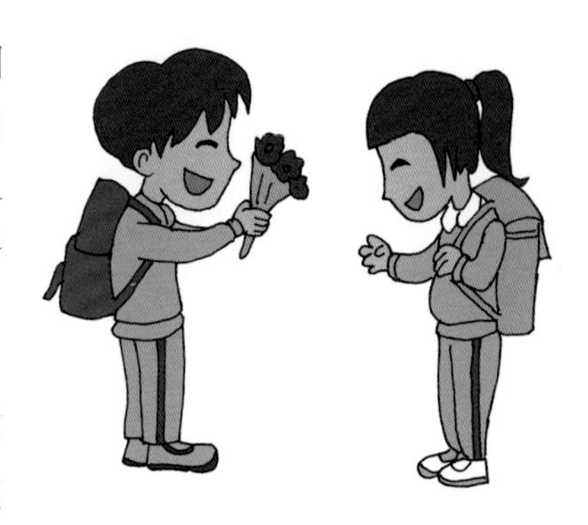

维生素A、维生素B、维生素D也是生长发育必不可少的，钙和磷是造骨、成齿的主要原料，铁是构成血液红细胞的重要成分，应在青春期注意补充。过度节食或控制体重会影响内分泌系统和机体的发育。

（2）心理指导

青春期前后，随着第二性征成熟，心理变化很大，特别是性意识开始觉醒。此期女孩表现为害羞、多虑、性格变化、对异性的爱慕等。此期自我意识、独立意向和成人感的形成往往存在独立与依附的矛盾，此时期容易形成叛逆心理。因此应加强教育，特别是性知识和性健康的教育。父母和老师应根据青春期女孩这个时期的心理特点，关心她们的人格发展，并予以正确引导。

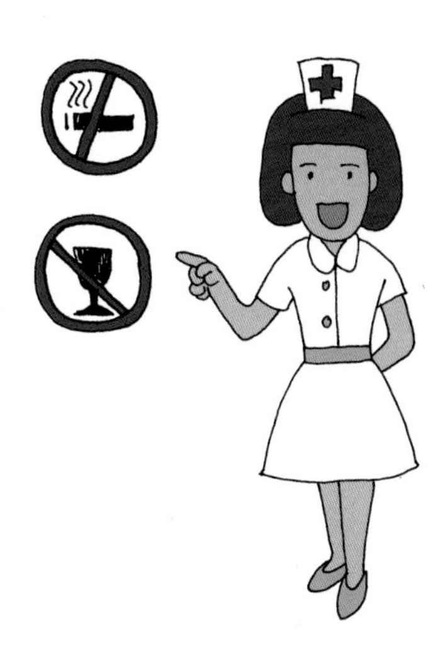

（3）经期卫生指导

✧ 选择质地柔软、吸水性强、正规厂家生产的卫生用品，保持外阴清洁，避免盆浴。

✧ 避免寒冷刺激和过重体力劳动。

✧ 少食辛辣食物，不吸烟饮酒。

✧ 发现月经异常现象，或出现经前面部痤疮，不要乱挤或滥用药物，应及时就医。

2. 中年期保健知识

✧ 经常保持乐观情绪：保持愉悦的心情不仅可以增进机体免疫力，而且有利于身心健康，同时还能促进体内骨髓造血功能旺盛，使皮肤红润，面有光泽。

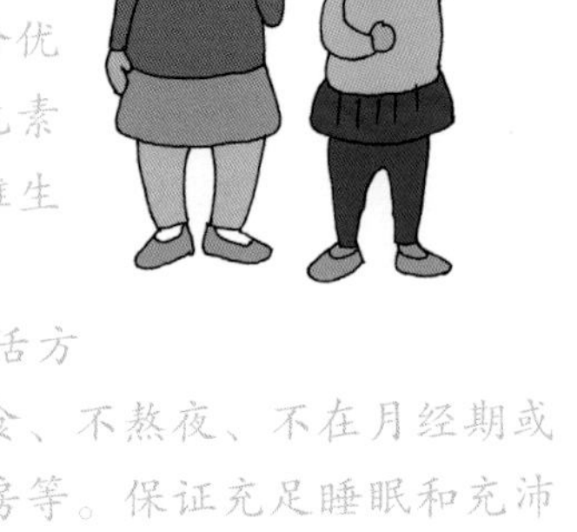

✧ 加强饮食调理：多吃富含优质蛋白质、必需的微量元素（铁、铜等）、叶酸和维生素B_{12}等营养食物。

✧ 科学生活：养成良好生活方式，如戒烟少酒、不偏食、不熬夜、不在月经期或产褥期等特殊生理期同房等。保证充足睡眠和充沛体力。起居有时，娱乐有度，劳逸结合。

✧ 根治出血病症：患有月经过多、失调以及肠寄生虫病、萎缩性胃炎、溃疡、痔疮、疟疾或反复鼻出血等出血性疾病时（包括贫血），要及早就医，尽快根治。

✧ 经常体育锻炼：积极参加一些力所能及的体育锻炼和户外活动，每天至少半小时，可选择健美操、跑步、散步、打球、游泳、跳舞等，呼吸新鲜空气，增强体力和造血功能。

3. 更年期保健知识

在更年期，女性体内的激素水平发生变化，可能出现一组以植物神经功能紊乱为主的症候群，主要表现为潮热、多汗、烦躁、焦虑、坐立不安、精力不集中等症状，在这个特殊时期需要注意以下几方面：

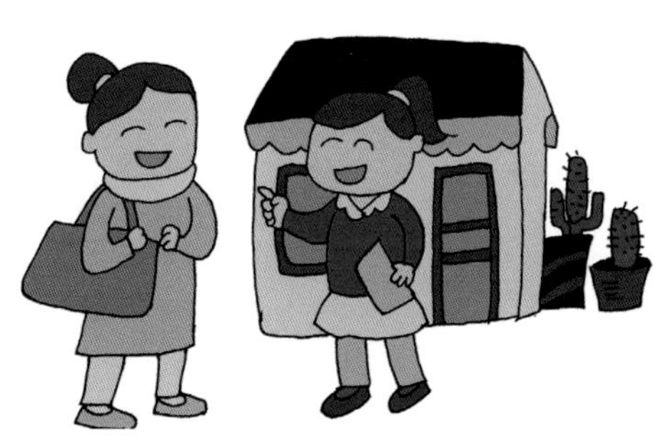

- ✧ 定期进行妇科检查，注意外阴部清洁，经常进行体育锻炼，以增强体质。
- ✧ 少喝酒抽烟，不要食用过咸、过甜的食物。
- ✧ 避免过度劳累，控制和减少生气发怒，调节好情绪。
- ✧ 饮食有节，一日三餐，定时定量，早餐宜好，中餐宜饱，晚餐宜少。
- ✧ 饮食品种适当，有利于保证营养物质的吸收和互补。
- ✧ 植物神经功能和大脑皮层功能失调而出现血压增高、头晕、心慌和失眠者，可选食富含维生素B族的食物，如小米、玉米、麦片、瘦肉、牛奶、绿叶蔬菜、水果等。

- ✧ 月经不调、失血量多而继发贫血者，可选食含优质蛋白质的食物，如牛、羊、猪肉、鸡蛋和牛奶等含铁较多的食物。
- ✧ 经常燥热出汗者宜选用西瓜、梨、苹果、柿子、丝瓜、百合、番茄、莲子、银耳等食物。
- ✧ 更年期症状严重时，需要向医生寻求帮助，适当吃一些药物缓解症状或在医生指导下进行激素替代治疗。

4. 老年期保健知识

进入老年期，不仅腿脚开始变得不灵便，身体各项机能也出现衰退。因此，在日常生活中要注意避免一些危险性动作，以防发生意外。

- ✧ 忌过分仰脖。坐在沙发上看电视、与人交谈，时间久了就会压迫颈部动脉，使血流不畅，会感到头晕、恶心，甚至半身不遂。
- ✧ 忌猛然回头。老人走在街上遇熟人呼唤或听到异常声响时，容易猛然回头。颈骨急扭容易压迫血管，造成头部供血不足，出现眼黑摔倒。
- ✧ 忌裤带过紧。裤带最好用松紧带。裤带太紧易使下身血流不畅，尤其是肛门处毛

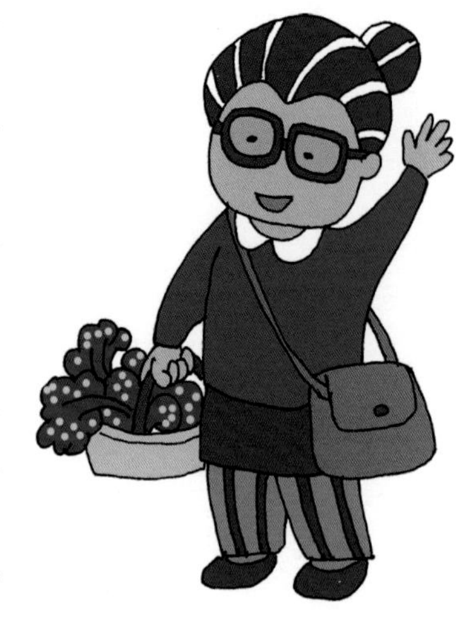

细血管多，供血不好易得痔疮。

✧ 忌说话快速。应保持稳定的情绪。说话高声大嗓、频率过快容易使血压升高，使心脏负担加重。

✧ 忌吃饭过快。细嚼慢咽有助于消化。不要狼吞虎咽，以防噎着。

✧ 忌用力排便。应按时排便，排便不顺时，可借助药物，不能硬排。排便时血压容易升高，过分用力会晕倒休克以至脑溢血，甚至还有生命危险。

另外，目前在城市老年人中出现了一种值得关注的倾向，他们认为动物性食物含有一定量的饱和脂肪和胆固醇，担心摄入过多可能增加患心脑血管病的风险，因此而少食或不食蛋白质、脂肪含量较高的肉类，结果导致营养不良，因此老年人应该注意科学饮食，营养均衡。

（四）女性生殖健康知识

1. 月经期保健知识

女性在月经期要注意以下几方面：

✧ 保持外阴清洁。每晚用温开水冲洗外阴，以淋浴为好，不宜盆浴或坐浴。勤换内裤。大便后要从前向后擦拭，以免脏物引发阴道炎。

✧ 注意调节情绪，劳逸结合。情绪过度波动和紧张会使性腺激素分泌受影响而引起月经不调；同时经期应避免重体力劳动和剧烈运动，以免月经过多、经期延长及腹痛、腰酸等。

✧ 注意保暖，坚持腹部热敷。经期注意腹部、足部保暖，热敷有益于腹部内脏器官保养，促进经血排净，预防子宫肌瘤。切忌贪凉。

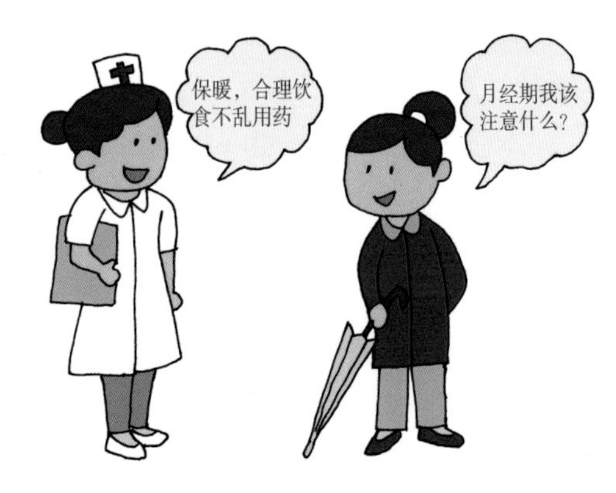

✧ 合理饮食。多喝温开水，多吃水果、蔬菜，饮食清淡，不可过食辛辣生冷食物，以减少子宫充血，并保持大便通畅。

✧ 避免房事。经期子宫内膜剥脱出血，宫腔内有创面，阴道酸碱度发生改变，防御功能降低，如果进行性生活，容易将细菌带入，导致生殖器炎症。

✧ 不乱用药物。一般女性在经期腹部轻微疼痛，经后可自然消失，如遇腹痛难忍或流血过多，需到正规医院妇产科就诊。

2. 妊娠期营养

（1）孕前期妇女膳食指南

✧ 多摄入富含叶酸的食物或补充叶酸。补充叶酸可预防胎儿神经管畸形及早产。从计划妊娠开始尽可能摄取富含叶酸的食物，从孕前3个月开始，每日补充叶酸0.4mg。

✧ 常吃含铁丰富的食物。孕前缺铁易导致早产、孕期母体体重增长不足及新生儿出生体重低。缺铁或贫血的育龄妇女可适量摄入铁强化食物或在医生指导下补充小剂量的铁剂。

- ✧ 适度摄入加碘食盐，适当增加海产品的摄入。碘缺乏可增加新生儿发生克汀病的危险性，因此碘缺乏地区除摄入碘盐外，还建议至少每周摄入一次富含碘的海产品。世界卫生组织推荐每人每天的食盐摄入量是6g，但中国国民普遍超过20g。这就需要同时提供不含碘的盐供人选择，否则碘摄入过量的危险性极大。
- ✧ 戒烟、禁酒。夫妻一方或双方经常吸烟或饮酒，不仅影响精子或卵子的质量，造成精子或卵子畸形，而且影响受精卵在子宫的顺利着床和胚胎发育，导致流产。

（2）孕早期妇女膳食指南

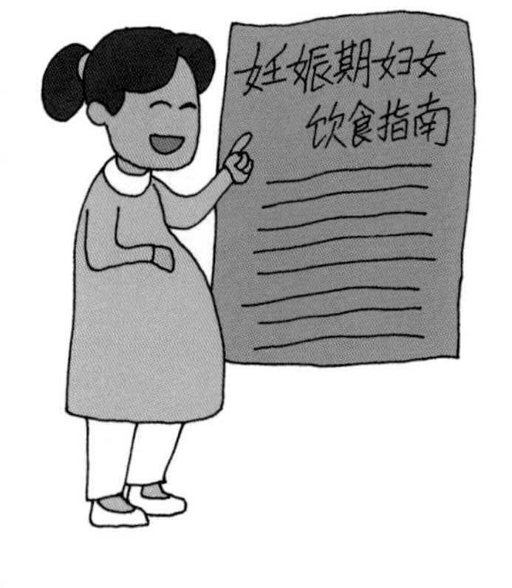

- ✧ 膳食清淡、适口。有利于降低孕早期的妊娠反应，使孕妇尽可能多地摄取食物，满足其对营养的需要。
- ✧ 少食多餐。孕早期反应较重的孕妇，应根据孕妇食欲和反应轻重及时调整食量，采取少食多餐的办法，保证营养的摄入。
- ✧ 摄入足量富含碳水化合物的食物。孕早期应尽量多摄入富含碳水化合物的谷类或水果，保证每天至少摄入150g碳水化合物，约合谷类 200g。

- ✧ 多摄入富含叶酸的食物并补充叶酸。受孕后每日应继续补充叶酸0.4mg至怀孕后3个月。
- ✧ 戒烟、禁酒。孕妇吸烟或被动吸烟可能导致胎儿缺氧和营养不良、发育迟缓。孕妇饮酒，酒精可通过胎盘进入胎儿血液，造成胎儿宫内发育不良、中枢神经系统发育异常、智力低下。

3. 孕中、晚期保健知识

女性在孕中、晚期的膳食要注意以下方面：

- ✧ 适当增加鱼、禽、蛋、瘦肉、海产品的摄入量。鱼、禽、蛋、瘦肉是优质蛋白质的良好来源，其中鱼类可提供不饱和脂肪酸，蛋类尤其是蛋黄是卵磷脂、维生素A和维生素B_2的良好来源。

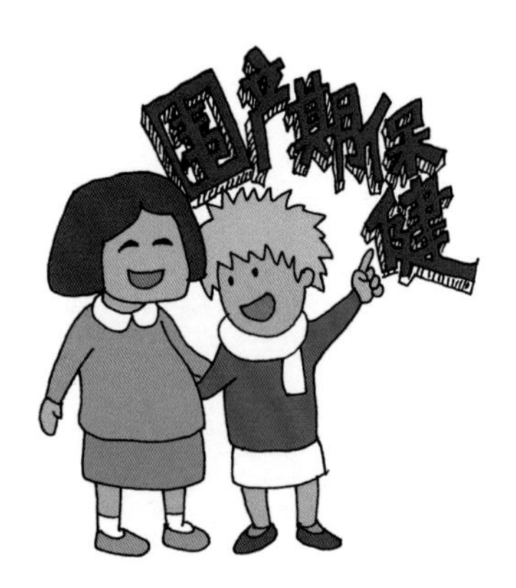

- ✧ 适当增加奶类的摄入。
  奶或奶制品富含蛋白质，对孕期蛋白质的补充具有重要意义，同时也是钙的良好来源。
- ✧ 常吃含铁丰富的食物。从孕中期开始孕妇血容量和血红蛋白需增加，同时胎儿需要铁储备，宜从孕中期开始增加铁的摄入量，必要时可在医生指导下补充小剂量的铁剂。
- ✧ 适量身体活动，维持体重适宜增长。适时监测自身体重，根据体重增长速率适当调节食物摄入量。根据自身体能每天进行不少于30分钟的低强度身体活动。

- 禁烟戒酒，少吃刺激性食物。烟草、酒精对胚胎发育各个阶段都有明显的毒性作用，易引起早产和胎儿畸形。有吸烟、饮酒习惯的妇女，孕期必须禁烟戒酒，远离烟酒环境。

4. 产后保健知识

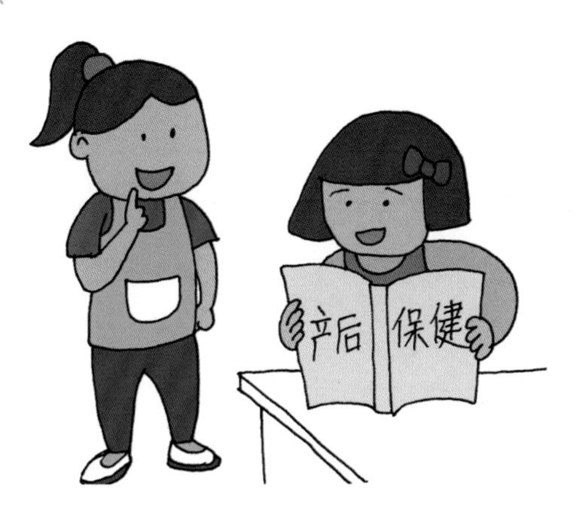

有些产妇在分娩后的几天至一周内，情绪变得稍为消沉，容易感伤、流泪。医学上称之为产后消沉，这是正常现象。但若产妇继续情志消沉，且无法照顾宝宝，这很可能是产后忧郁症，必须尽快求医。怀孕前后的女性可从生理、心理和环境等方面预防产后抑郁症。

- 生理方面。保持均衡饮食、规律生活，孕前和孕期应摄取充足的叶酸。
- 心理方面。可参与社区或医院开设的准妈妈学习班，在宝宝来临之前学习如何照顾婴儿，也了解自己在分娩后该做什么，尽快把身体和心理调整好，减轻对未来的不安和忧虑。

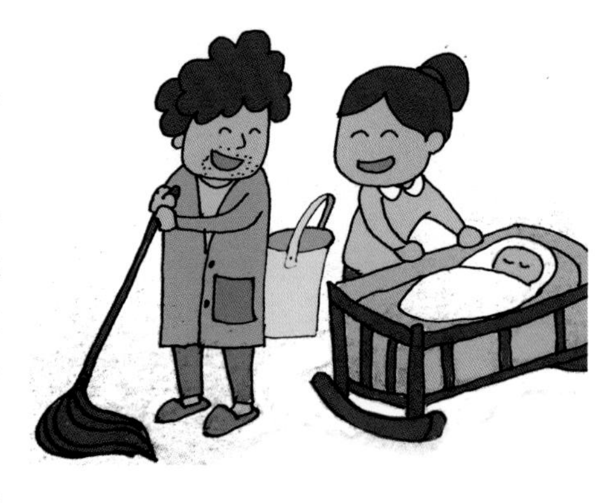

✧ 环境方面。和家人保持和谐的关系可减少自己的心理负担和压力。家人帮助产妇照顾孩子，或陪她一起照顾孩子，或协助她做一些家务，有助于减轻她的压力，进而减轻忧郁。

5. 哺乳期保健知识

✧ 增加鱼、禽、蛋、瘦肉及海产品摄入。乳母营养不足会影响乳汁的质与量，因此每天应增加总量100~150g的鱼、禽、蛋、瘦肉，其提供的蛋白质应占总蛋白质的1/3以上。

✧ 适当增饮奶类，多喝汤水。乳母每日若能饮用牛奶500ml，则可从中得到约600mg优质钙。乳母要多喝汤水，并摄入充足的微量营养素以保证乳汁的营养素含量。

✧ 产褥期食物多样，不过量。产褥期应平衡膳食，以满足营养需要为原则，无须特别禁忌。要注意保持产褥期食物多样充足而不过量。

✧ 忌烟酒，避免喝浓茶和咖啡。乳母主动或被动吸烟、饮酒对婴儿健康有害，哺乳期应继续忌烟酒、避免饮用浓茶和咖啡。

◇ 科学活动和锻炼，保持健康体重。适当运动及做产后健身操可促使产妇机体复原，保持健康体重。哺乳期妇女进行一定强度的、规律性的身体活动和锻炼不会影响母乳喂养的效果。

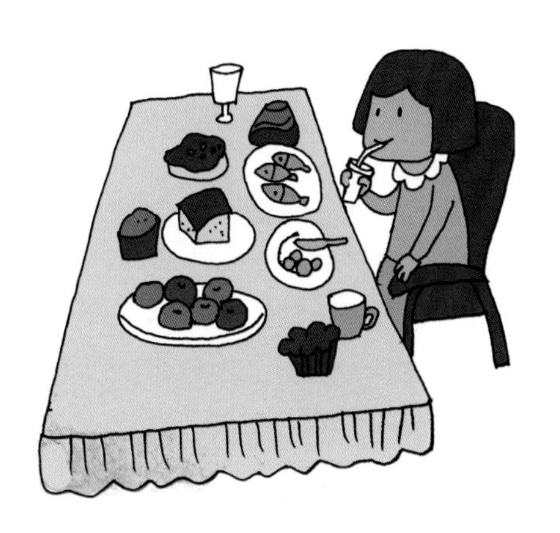

二 健康权益保护——您做到了吗?

(一)从事有毒有害工种的劳动者享有职业保护的权利

《中华人民共和国职业病防治法》明确规定，劳动者依法享有职工卫生保护的权利。保护劳动者免受不良工作环境对健康的危害，是用人单位的责任。用人单位应当为劳动者创造符合国家职业卫生标准和卫生要求的工作环境和条件，并采取措施保障劳动者活动职业卫生保护。

主要保障措施有以下方面：

✧ 用人单位必须和劳动者签订劳动合同，合同中必须告知劳动者其工作岗位可能存在的职业危害。

✧ 必须按照设计要求配备符合要求的职业病危害防护设施和个人防护用品，必须对作业场所职业病危害的程度进行监测、评价与管理。

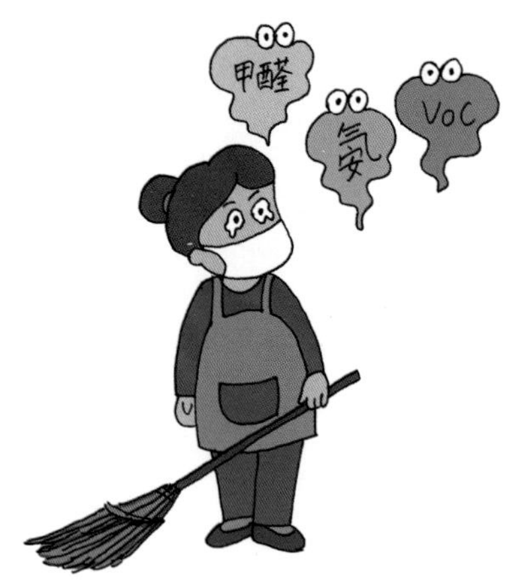

✧ 必须按照职业健康标准对劳动者进行健康检查并建立劳动者健康监护档案。

✧ 对由于工作造成的健康损害和患职业病的劳动者应予积极治疗和妥善安置，并给予工伤待遇。

✧ 劳动者要知晓用法律手段保护自己应有的健康权益。

（二）预防工作岗位存在的危害因素，遵守操作规程

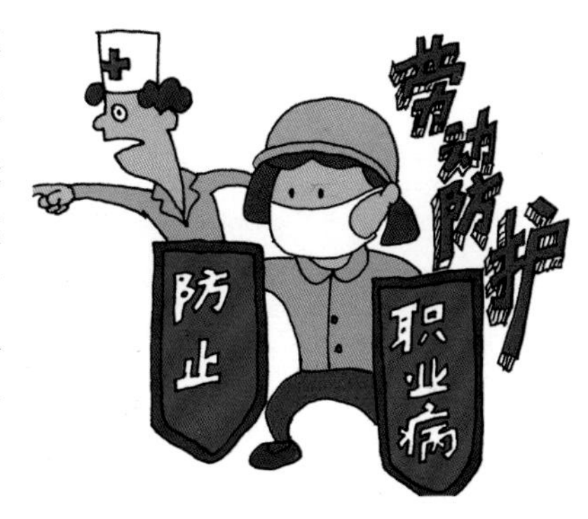

劳动是每个人的基本需要，但劳动者必须知道许多工作对自己的健康是有影响的甚至可能导致疾病。工作岗位可能存在有毒有害的化学物质，如粉尘、铅、苯、汞等，也可能存在有害的物理因素，如噪声、振动、高低气压、电离辐射等，劳动者过量暴露于上述有害因素，就会对健康造成损害，严重时会引起职业病。工作中过量接触放射性物质则会引起放射病。劳动者必须具有自我保护的知识和意识，要知道自己的工作岗位有什么有害因素，会引起什么样的健康损害，要学会如何预防这些危害。要知道许多职业中毒是由于生产事故使有害物质大量泄漏而引起的，因此劳动者必须注意以下方面。

✧ 严格遵守劳动操作规程，掌握个人防护用品的正确使用方法，例如防护帽或防护服、防护手套、防

护眼镜、防护口罩和皮肤防护用品等，并且养成习惯。

- ✧ 必须知道发生事故后如何防身、逃生，如何自救和他救。
- ✧ 长期接触职业性有害因素，必须参加定期的职业健康检查。
- ✧ 如果被诊断得了慢性职业病，必须及时治疗，避免继续大量接触或调换工作。

（三）保持整洁卫生的工作和生活环境，养成健康生活习惯

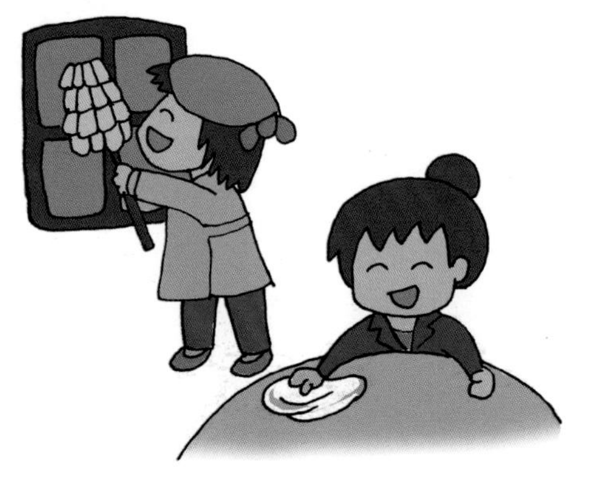

工作和生活环境是否整洁卫生对个人的健康成长以及工作效率和生活质量都有重要的影响，包括保持良好的环境卫生，室内整洁，空气新鲜无异味，室内用具干净，温度和光线适宜，注意室内绿化等。整洁的环境不仅可以预防病菌侵入，还可以愉悦身心，养成专心做事、爱整洁、讲卫生的健康生活习惯。健康的生活习惯还包括食品烹制要生熟分开、饭前便后洗手、不共用毛巾和洗漱用品、勤洗澡、勤晒被褥、不乱扔乱放垃圾、不随地吐痰、不赌博吸毒等。

（四）重视和维护心理健康，遇到心理问题应主动寻求帮助

每个人一生中都会遇到各种心理问题，重视和维护心理健康非常必要。心理问题能够通过调节自身情绪和行为、寻求情感交流和心理援助等方法解决。采取乐观、开朗、豁达的生活态度，把目标定在自己能力所及范围内，调适对社会和他人的期望值，建立良好的人际关系，培养健康的生活习惯和兴趣爱好，积极参加社会活动等，均有助于保持和促进心理健康。

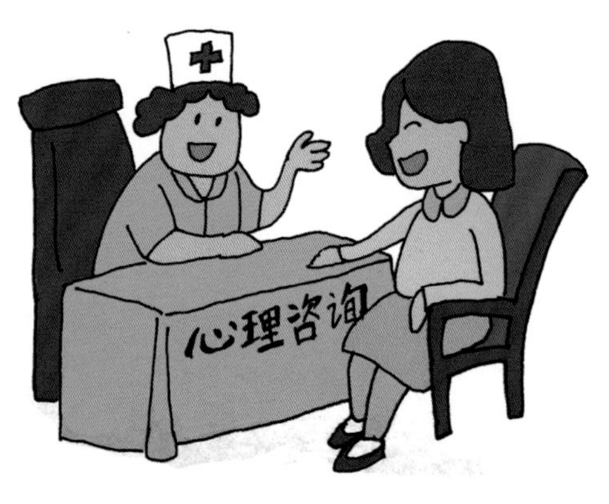

✧ 如果怀疑有心理问题或精神疾病，要及早去精神专科医院或综合医院的心理科或精神科咨询、检查和治疗。

✧ 精神疾病是可以预防和治疗的。被确诊患有精神疾病者，应及时接受正规治疗，遵照医嘱按时按量服药。

✧ 积极向医生反馈治疗情况，主动执行治疗方案。通过规范治疗，多数患者病情可以得到控制，减少对正常生活的不良影响。

（五）每年做一次健康体检

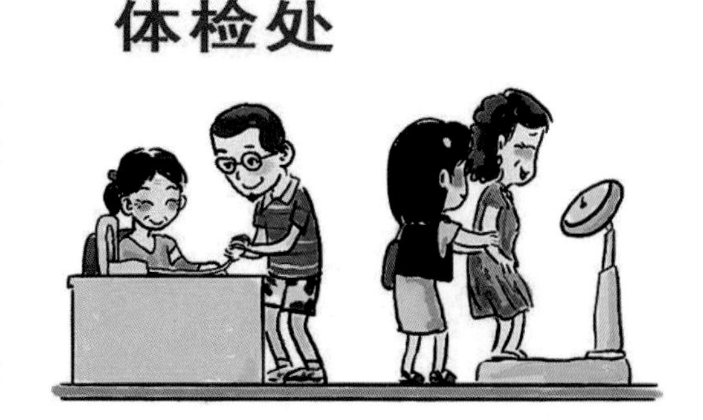

定期进行健康体检，可以了解身体健康状况，及早发现健康问题和疾病，以便有针对性地改变不良的行为习惯，减少健康危险因素。对检查中发现的健康问题和疾病，要抓住最佳时机及时采取措施。

（六）35岁以上者关注血压和血糖变化

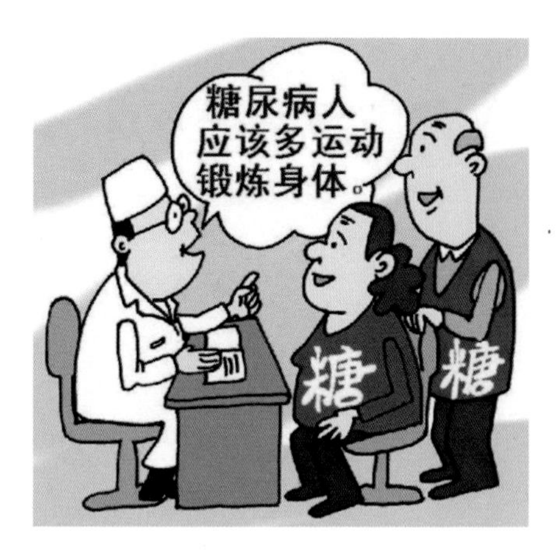

成年人的正常血压为收缩压≥90mmHg且＜140mmHg，舒张压≥60mmHg且＜90 mmHg；超过35岁的女性应关注血压变化，控制高血压危险因素，高血压患者要学会自我健康管理。同时也应关注血糖变化，控制糖尿病危险因素，糖尿病患者应当加强自我健康管理。

（七）35岁以上者参加“两癌”筛查

✧ 癌症筛查和早期检查是发现癌症和癌前病变的重要途径，有利于癌症的早期发现和及时治疗，应积极参加癌症定期检查。成年女性应定期参加宫颈癌和乳腺癌筛查，还应进行乳腺自我检查。国家为部分地区农村妇女提供免费的宫颈癌、乳腺癌检查，在部分农村高发地区和城市地区开展了肺癌、上消化道癌、大肠癌、结肠癌、直肠癌、肝癌、鼻咽癌等癌症筛查和早诊早治工作。

✧ 采取健康生活方式可以预防多种癌症的发生。如戒烟可降低患肺癌的风险；合理饮食可减少结肠癌、乳腺癌、食管癌、肝癌和胃癌的发生；预防和治疗人乳头瘤病毒，可减少宫颈癌的发生。

✧ 早发现、早诊断、早治疗是提供癌症治疗效果的关键。重视癌症的早期征兆，发现异常情况及时就医。

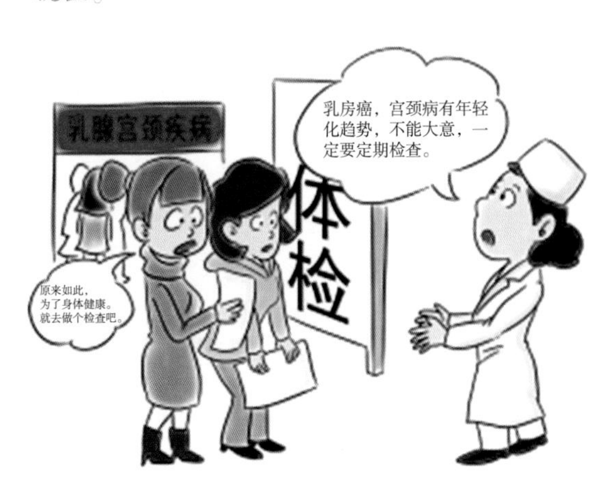

（八）预防和控制肺结核病菌的传播

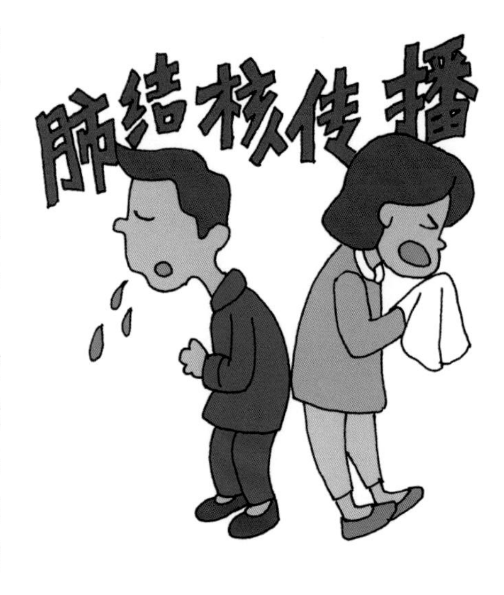

肺结核病是由结核杆菌引起的呼吸道传染病。痰中有结核菌的人有传染性，具有传染性的病人咳嗽、打喷嚏时，结核菌会通过喷出的飞沫传播到空气中。健康人吸入带有结核菌飞沫的空气，结核菌就会进入人体内。如果此时抵抗力低或结核菌毒力强就可能患结核病。

- ✧ 为了预防结核病，儿童出生后应及时接种卡介苗。
- ✧ 平时要锻炼身体，增强体质。
- ✧ 工作和生活场所要注意通风。
- ✧ 具有传染性的肺结核病人应积极治疗，尽量少去公共场所。
- ✧ 外出时应佩戴口罩。咳嗽、打喷嚏时要用纸巾捂住口鼻。
- ✧ 国家针对结核病人提供免费治疗，当发现患有肺结核时，应尽快寻求治疗。

（九）防控艾滋病、乙肝和丙肝病毒的传播

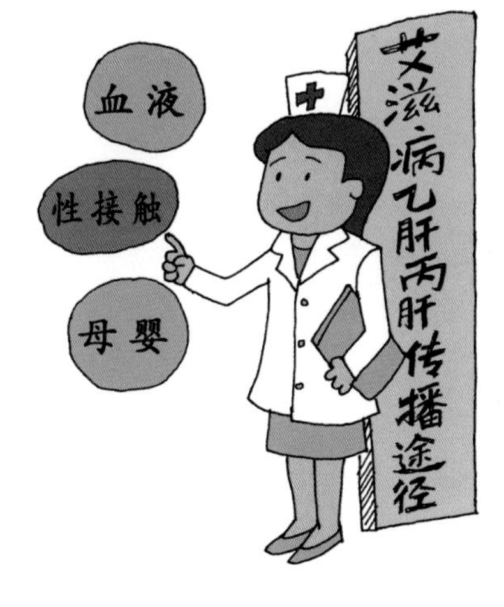

艾滋病、乙肝和丙肝病毒主要通过血液、性接触和母婴途径传播，不会借助空气、水或食物传播。日常工作和生活中与艾滋病、乙肝、丙肝病人或感染者的一般接触不会被感染。艾滋病、乙肝、丙肝一般不会经马桶圈、餐饮具、卧具、游泳池或公共浴室传播。

在性接触中正确使用安全套，可以减少艾滋病、乙肝和大多数性传播疾病的危险。

每次性生活都要使用安全套，不要重复使用安全套，每次使用后应打结后丢弃。如果在使用过程中出现滑脱、破裂等情况，应及时采取补救措施，服用紧急避孕药。

（十）遵医嘱使用成瘾性药物，预防药物依赖

具有依赖性的药物分为麻醉性镇痛药，如吗啡、杜冷丁等；镇静催眠药，如安定以及含有麻醉药品或精神药品成分的复方制剂（如含有可待因成分的止咳药水）。这些药品具有两重性，如果用于医疗目的就是药品，但如果非医疗目的使用，为了体验该药物产生的一些特殊精神效应就属于药物滥用。如果反复大量地滥用这些依赖性药品，就很容易导致药物依赖，对身体造成严重的损害，甚至诱发其他违法犯罪

等社会问题。因此，对于因疾病所需使用一些具有依赖性的药品，须在医生指导下使用。

需要注意的是，有些人错误地认为增大剂量可较快缓解疼痛等症状，习惯于超过说明书上标明的最大剂量服用，或常常超量服用，这样也容易造成过量中毒和药物成瘾。过量中毒往往是不遵医嘱、自行加大剂量用药造成的一种具有生命危险的反应。药物成瘾表现为药物中的致瘾物质快速进入人大脑中枢神经系统，让人产生欣快感。而停药后可能引起一些特别不适的症状，如精神不振、打哈欠、流泪、失眠、呕吐和腹泻等“戒断症状”，严重的还会出现发热、惊厥等潜在致命的症状和体征。

因此，如果不按照医嘱乱用药品，特别是麻醉性镇痛药和镇静催眠药以及含有麻醉药品、精神药品成分的止咳药，极易导致中毒和药物依赖。更为严重的是，妇女在妊娠期间不遵医嘱滥用药物，特别是具有成瘾性的麻醉药品、精神药物以及酒精，不但会损害本人身体，也可能因滥用药物而导致胎儿中毒并发生畸形、发育障碍、流产、早产和死胎。

（十一）远离和拒绝毒品

近年来，毒品问题已成为全世界的一大严重公共卫生问题和社会公害。毒品是指鸦片、海洛因、甲基苯丙胺（冰毒）、吗啡、大麻、可卡因以及国家规定管制的其他能够使人形成瘾癖的麻醉药品和精神药品。

从麻醉药品和精神药品管制角度来说，“毒品”可分为两大类，一类是根据法律无医疗价值的违禁毒品，例如海洛因、大麻等；另一类是具有药物依赖性但又有医疗用途的镇痛

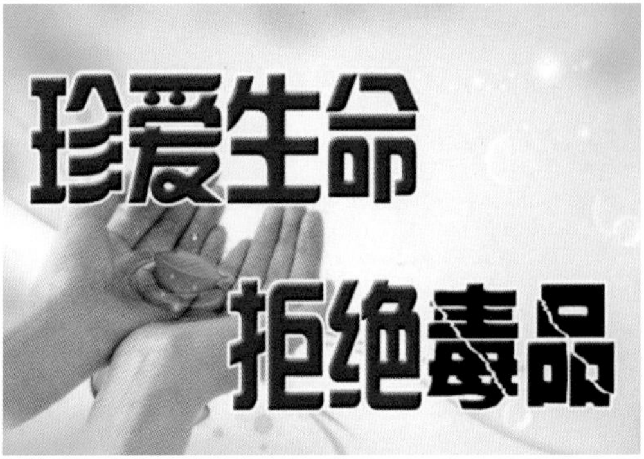

药、镇静催眠药等。根据法律规定，前者由于对人体危害极大，严禁使用；后者则需根据病情所需遵医嘱使用。

如果母亲在妊娠期间吸毒、酗酒，那么其胎儿在出生后也往往会出现戒断症状，这样的新生儿刚刚来到世界上就会无辜地遭受戒断症状的折磨。美国的一项研究结果表明，海洛因、可卡因、大麻等成瘾性物质对胎儿中枢神经系统的影响尤其严重，并会持续至青少年时期，对下一代的学习、心理/认知和行为产生严重不良后果。

青年女性处于生理、心理发展时期，心理防线薄弱，判别是非能力差，不易抵制毒品侵袭，对毒品的危害性和吸毒的违法性缺乏认识，最易受到毒品的侵袭。女性由于社会性别不平等、经济地位和社会地位相对较低、社会歧视和偏见等因素的作用，一旦吸毒成瘾，对毒品可能更加具有心理依赖性，更加难以戒断。因此，青年女性应珍爱生命，远离和拒绝毒品。

（1）增强自我保护意识，学会自觉保护自己

了解毒品危害，树立起兼顾的思想防线。

（2）不结交有吸毒、贩毒行为的人

如发现亲朋好友中有吸、贩毒行为的人，一要远离，二

要劝阻，三要报告公安机关。

（3）树立正确的人生观

不盲目追求享受，寻求刺激，赶时髦。

（4）不听信毒品能治病、能解脱烦恼和痛苦、能给人带来快乐等各种花言巧语

（5）不进歌舞厅，绝不吸食摇头丸、K粉等兴奋剂

（十二）正确选择避孕方法，维护生殖健康权益

对女性而言，避孕是一件非常重要的事情。一旦避孕失败就会造成非意愿妊娠，非意愿妊娠的结局无外乎选择人工流产或者生育下未打算生育的孩子，这对女性和家庭的伤害是显而易见的。选择合适的避孕方法就是保护自己的生殖健康权利。

根据国务院2004年12月10日第428号令颁布的《计划生育技术服务管理条例》第三条规定：计划生育技术服务实行国家指导和个人自愿相结合的原则。公民享有避孕方法的知情选择权。国家保障公民免费获得基本的计划生育技术服务的权利。常用避孕节育方法介绍见表1。

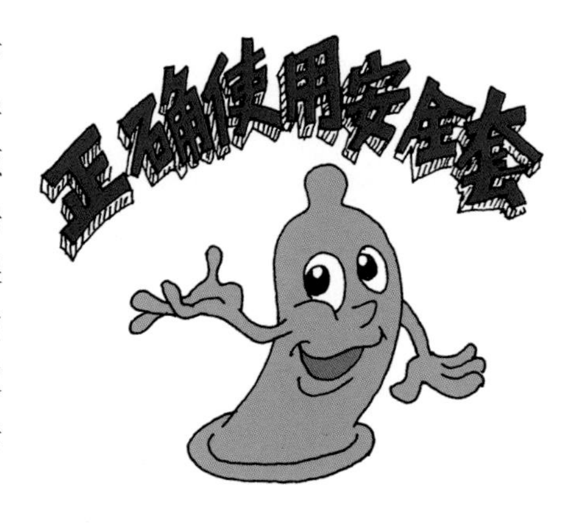

表1　常用避孕节育方法介绍

类型	作用原理	成功率	优点	缺点	使用介绍
绝育手术 男：输精管结扎 女：输卵管结扎	通过手术将精液或卵子的输送通道结扎，阻碍精子或卵子通过	理论上100%但也有例外发生	非常有效，只需一次手术	1.由医生实施手术，可能会有一定的手术并发症风险，虽然发生率很低 2.一般情况下不可逆	由医生实施，手术简单
皮下埋植	缓慢、持续释放激素，抑制排卵	超过99%	可持续节育5年，随时可取出，恢复生育功能快，使用方便。属于可逆的长效方法	1.需由医生放置，可能有植入部位感染等并发症，虽然很少见。2.药物对少数人有副作用，如月经紊乱和不规则出血等	由医生在妇女上臂内植入胶囊（棒）。
宫内节育器	由医生将宫内节育器置入子宫内，干扰受精卵着床	超过99%	安全，有效，简便，可长期使用，属于可逆的长效方法	1.需要医生放置，可能有并发症风险，虽然非常少见。 2.少数人放置后有副作用，如月经过多、下腹部或腰骶部疼痛及白带增多	一般在月经干净后3~7天由医生将宫内节育器放入子宫内；可使用5~10年；含有治疗效果药物的可使用的期限为3~5年。需每隔几个月检查一次

（续表）

类型	作用原理	成功率	优点	缺点	使用介绍
避孕针剂	含有雌激素和孕激素，经肌内注射后缓慢释放而发挥长效作用	理论上持续正确使用超过99%，实际为97%	使用方便，不需每日注射	1.药物副作用，如引起月经紊乱和不规则出血；少数人体重增加；发生严重头痛或偏头痛、复视时，应停药并立即就诊 2.停药后生育能力需要一段时间恢复	由医生注射；复方己酸羟孕酮注射液和复方甲地孕酮注射液为每月注射一次，而狄波普维拉、迪波盖斯通、庚酸炔诺酮每2~3个月注射一次
口服避孕药	主要由雌激素和孕激素制成，抑制排卵	理论上超过99%，事实上大约为92%	价格低、容易使用，可由女性自主控制	1.药物副作用，如少数人出现恶心，月经期间的出血或轻微的体重改变等 2.短效避孕药漏服易导致避孕失败	月经周期开始后，每日服用。不同的口服避孕药的具体服用方法需参照说明
男用安全套	将阴茎套住，阻隔精子和卵子相遇	理论上持续正确使用为98%，普通使用为85%	价格低、容易使用，而且对预防性病和艾滋病有一定效果	每次性生活都需要使用	需参见安全套包装中的使用说明

（续表）

类型	作用原理	成功率	优点	缺点	使用介绍
安全期方法	女性利用生理周期规律，选择性生活日期，在易受孕的时期避免性生活或使用其他避孕方法，达到避孕目的	理论上95%，但实际约75%	无花费，且由女性自主控制	月经周期不规律者安全期计算不准确，极易造成避孕失败。月经周期受情绪、健康状况等影响会有变化，不易准确判断	1.女方坚持记录月经周期，根据月经周期来预测排卵日期。 2.多数妇女月经周期为28~30天，预期在下次月经前14日排卵，排卵日及其前后5日以外时间即为安全期
体外射精	防止精子进入阴道	理论上96%，但实际约73%	无花费，由男女双方控制	射精前往往已有少量精子流出，因此避孕有效性极低，不推荐使用	取决于男方，射精前将阴茎从阴道内抽出

摘自中国人口与发展研究中心 编《流动女青工社会公平促进项目同伴教育手册》，2012年

（十三）公民有生殖健康知情权

知情权是指服务对象有权在非强制状态下充分了解各种与技术服务行为有关的信息，为选择奠定基础。

知情包括5方面：一是权利知情，了解自己拥有的各种权利；二是政策知情，即了解国家政策的权利；三是方法知情；四是获取途径知情；五是自身状况知情。

知情权的保护应体现在生殖健康服务过程中的每个环节，包括：

（1）优化服务环境

（2）规范服务过程

（3）科学管理评估

特别要注意的是，对于少数民族、残障人士、青少年的服务，要克服障碍，保证其知情权。例如，知情同意书使用少数民族语言、对盲人应进行口头语言解释知情同意书，以保证沟通顺利，正确理解。

知情选择　温馨服务

（十四）妇女孕期体检至少应5次并住院分娩

✧ 妇女在确定妊娠后应及时去医院检查。建立“母子健康手册”。在孕期至少进行5次产前检查，孕12周前、16～20周、21～24周、28～36周、37～40周各检查一次。检查的目的是要了解孕妇怀孕期间生理、心理的变化和胎儿生长发育情况，给予孕期保健指导。

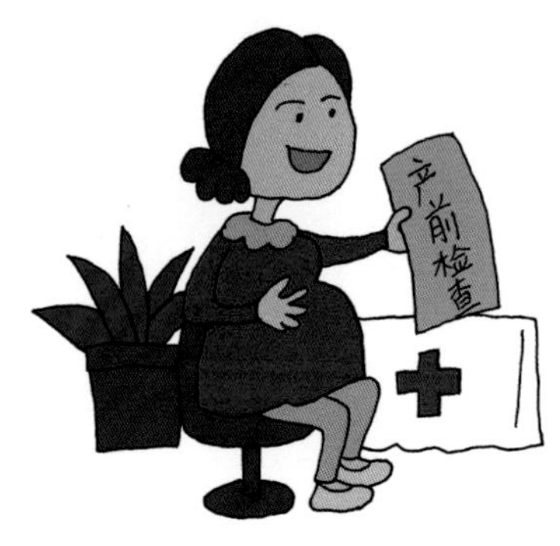

- ✧ 孕妇要到有助产技术服务资格的医疗保健机构住院分娩。特别是高危孕妇必须提前住院。医院可以提供科学规范的助产服务技术和诊治抢救条件，最大限度地保障母婴安全。
- ✧ 目前，大多数地区均有免费或减免费用住院分娩的政策支持，建议大家为了自己和孩子的健康，住院分娩。

（十五）预防接种——孩子的权利，社会的责任

中华人民共和国《疫苗流通和预防接种管理条例（2005年）》规定：国家实行有计划的预防接种制度，推行扩大免疫规划；需要接种第一类疫苗的受种者应当依照本条例规定受种；受种者为未成年人的，其监护人应当配合有关的疾病预防控制机构和医疗机构等，保证受种者及时受种；接种第一类疫苗由政府承担费用。接种第二类疫苗由受种者或者其监护人承担费用。

- ✧ 疫苗指为预防、控制传染病发生、流行而用于人体预防接种的预防性生物制品。疫苗分为减毒活疫苗和死疫苗两种。常用的减毒活疫苗有卡介苗，脊髓灰质炎疫苗、麻疹疫苗、鼠疫菌苗等。常用的死疫苗有百日咳菌苗、伤寒菌苗、流脑菌苗、霍乱菌苗等。

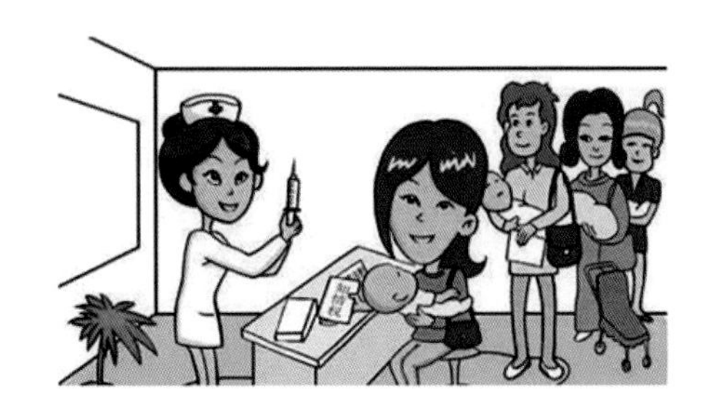

- ✧ 疫苗接种是把疫苗接种在健康人的身体内，使人在不发病的情况下产生抗体，获得特异性免疫。如接种卡介苗可预防肺结核，种痘预防天花等。相对应患病后的治疗和护理，接种疫苗花费较少，是预防传染病最有效、最经济的手段。
- ✧ 疫苗分为两类：计划内疫苗（一类疫苗）是国家规定纳入计划免疫，属于免费疫苗，是宝宝出生后必须接种的，一类疫苗包括卡介苗接种、乙肝疫苗、脊灰疫苗、百白破疫苗、麻疹疫苗、麻风疫苗、麻腮风疫苗、乙脑疫苗、流脑疫苗、甲肝疫苗等。计划外疫苗（二类疫苗）是自费疫苗，可以根据宝宝自身情况、各地区不同状况及家长经济状况而定。
- ✧ 孩子出生后要按照国家计划免疫程序进行预防接种。家长应该按照国家免疫规划疫苗的免疫程序按时带孩子接种疫苗。根据疾病的流行特征和疫苗的免疫效果，我国制定了国家免疫规划和国家免疫规划疫苗的免疫程序，对计划接种疫苗的种类、接种起始时间、接种间隔、接种途径、接种剂量等作了明确规定。

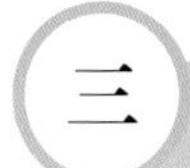

三 健康权益保护技能——您掌握了吗？

（一）关注健康信息，能获取、理解、甄别、应用健康信息

健康意识的提高使人们对健康信息的关注度有所提高。对普通公众来说，以互联网、移动终端、云计算等为代表的新媒介的应用使健康信息的获取更加随时、随地、随心。但有时很难辨别这信息的真伪、是否科学准确，因此建议大家在获取知识时，一定要到官网上获得。尽管我们可能已经获得相关健康信息，但仍难免被成见和传统所左右。所以一定要了解一些基本常识，善于识别真伪健康信息。

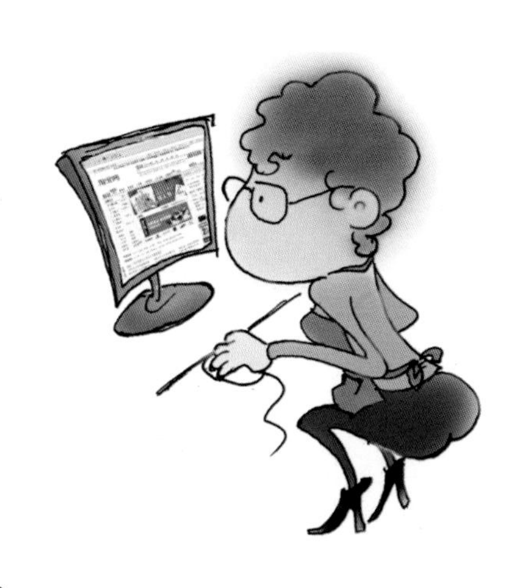

（二）会测量脉搏和腋下体温

脉搏是动脉血管每分钟的搏动次数。正常成年人在安静时的脉搏，每分钟为60~100次，节律规则。脉搏测量方法：手心向上，腕部伸直，检查者将自己的食指、中指和无名指3指并拢，放在被测者手腕的桡动脉部位（腕部靠近拇指的一侧），数1分钟脉搏的跳动次数。

体温是衡量身体状况的重要指标。腋下体温测量是常用的测体温的方法。正常人的腋下温度为36.0~37.0℃。测腋下温度时，要先用干毛巾擦去腋窝的汗，再把体温表有水银的一头，放入腋窝中央，紧贴皮肤，嘱咐受测者屈臂过胸，夹紧体温计，10分钟后取出读数。

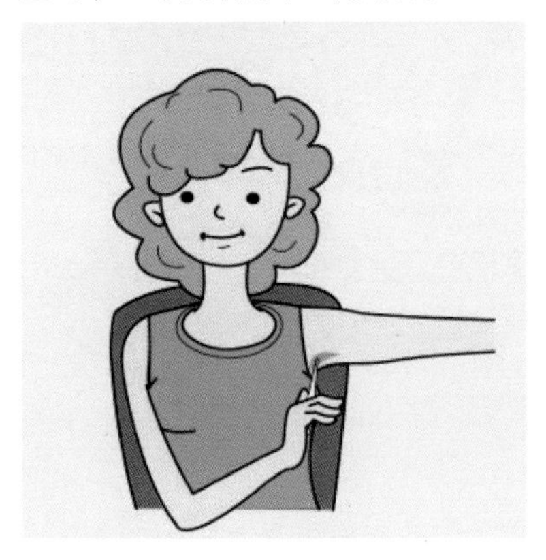

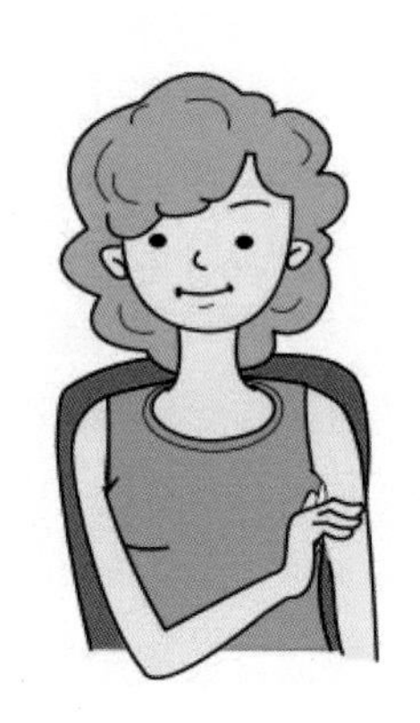

（三）能看懂食品、药品、保健品的标签和说明书

选购食品时应注意以下事项。

✧ 外包装袋是否完整；

✧ 食品的三期，即生产日期、保质期、保存期。商场

或超市的打折食品大多是临近保质期的食品，不要图便宜而购买；

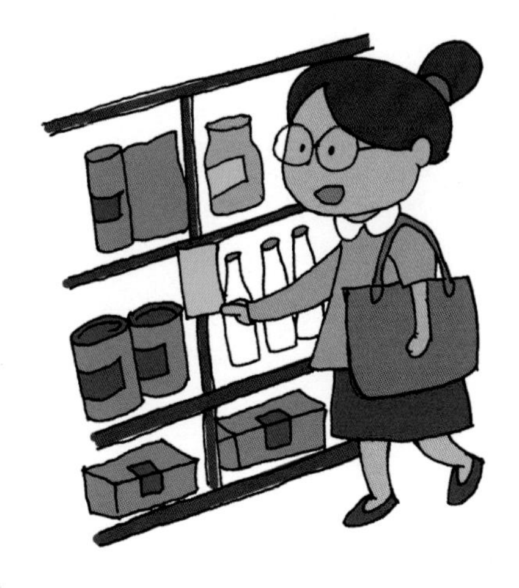

- ✧ 是否是三无食品，即无生产商、无生产地、无生产日期。一定要注意包装标识或说明书上的品名、产地、厂名、生产日期、批号或代号、规格、配方或者主要成分、保质期限、食用或使用方法等。
- ✧ 是否有质量认证QS标识。QS是quality safety即质量安全的缩写。
- ✧ 食品经营环境。尽量到大商场、超市或质量信誉好的商店购买。不要购买露天销售、经营条件差、感官性状发生变化的食品。
- ✧ 购买裸装食品必须注意食品是否新鲜。

选购药品时应注意药品标签或者说明书上有注明药品的通用名称、成分、规格、生产日期、批准文号、产品批号、生产日期、有效期、适应症、禁忌症或者功能主治、用法、用量、不良反应和注意事项等信息。如果信息不全，有可能是假药，需咨询医生后方可服用。麻醉药品、精神药品、医疗用毒性药品、外用药品和非处方药的标签，应印有规定的标志，使用时需慎重。非处方药标签印有红色或绿色

“OTC”字样，可以按照说明书使用；其他药物必须在医生指导下使用。

选购保健食品应注意保健食品标签和说明书。其不应有明示或暗示治疗作用以及夸大功能作用的文字，如果有类似的文字说明，需注意购买和服用。保健品需要标明主要原（辅）料，功效成分或标志性成分及其含量，保健作用和适宜人群、不适宜人群，食用方法和适宜的食用量、规格、保质期、贮藏方法和注意事项、保健食品批准文号、卫生许可证文号、保健食品标志等，如果标识不清，须谨慎服用。

（四）会识别常见的危险标识，如高压、易燃、易爆、剧毒、放射性、生物安全等，远离危险物

为了减少伤害，应远离高压、易燃、易爆、剧毒、放射性、具有生物危害等危险物。识别常见的危险标识是保护自身安全的关键。危险标识是由安全色、几何图形和图形符号构成，用以表达特定危险信息。使用危险标识的目的是提醒人们对周围环境引起注意，以避免可能发生的危险，防止事故发生，起到保障安全的作用。但要注意，危险标识只起提醒和警告作用，它本身不能消除任何危险，也不能取代预防事故的相应设施。

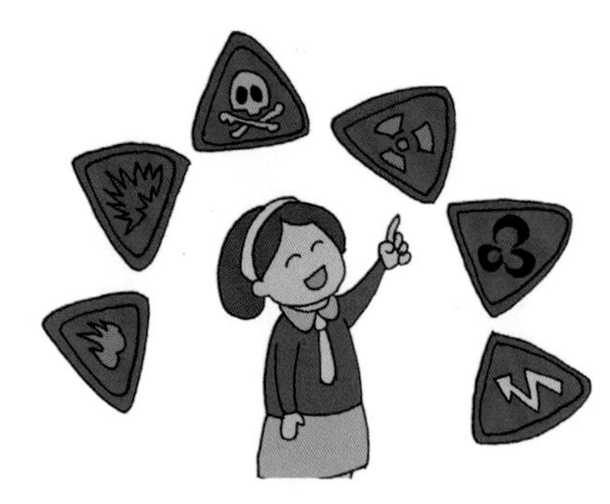

您认识这些标识吗？

（五）发生创伤出血量较多时，应当立即止血、包扎；对怀疑骨折的伤员不要轻易搬动

遇到创伤性出血的伤员，首先应注意伤员的全身状况，有没有休克、骨折、内脏损伤、内出血等。血液呈喷射状的出血，是动脉出血，后果比较严重，应立即采取止血措施。注意不能用手接触伤口，不要把灰土等粉末撒在伤口上止血，不能用不干净的物品处理伤口。止血、包扎后，应把伤者及早送到医院做进一步处理。

对怀疑骨折的伤员不要轻易搬动或者移动受伤的肢体，防止骨折端因活动而增加对周围软组织、血管、神经的损伤。经过必要的处理后，要及时将伤员转到医院治疗。转送要迅速、安全、舒适，途中要注意伤员全身情况的变化。

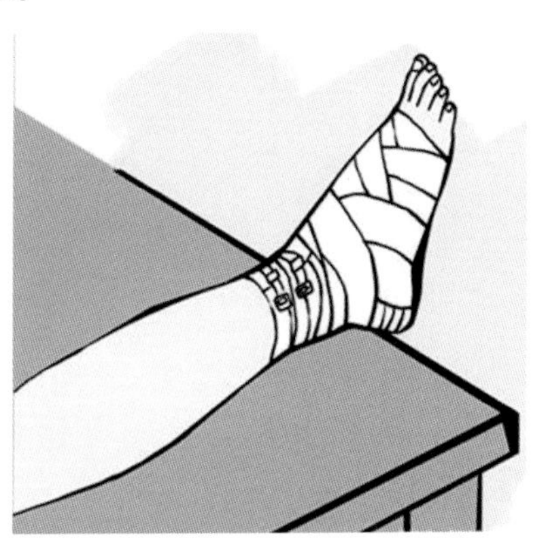

（六）遇到呼吸、心跳骤停的伤病员，会进行心肺复苏

呼吸、心跳骤停是对生命最严重、最直接的威胁，心肺复苏是第一时间挽救伤病员生命的急救技能。心肺复苏通过口对口吹气和胸外心脏按压，向患（伤）者提供最低限度的脑供血。

如果现场急救者只有1人，可先做胸外心脏按压15次，再

做口对口吹气2~3次（不超过5秒），两者交替进行。如现场有2人急救，则一人做胸外心脏按压5次，另一人再口对口人工呼吸1次。

做口对口吹气和胸外按压，必须及时、连续、持久，在医生来到之前或去医院途中都不能中断。

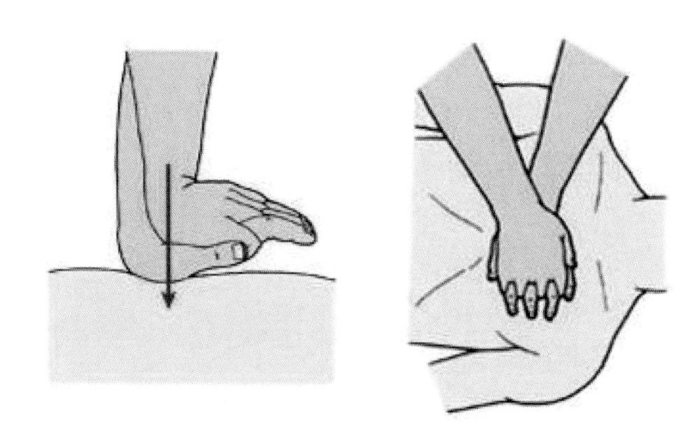

（七）抢救触电者时，要首先切断电源，不要急于直接接触触电者

首先，立即切断电源，或用不导电物体如干燥的木棍、竹棒或干布等物使伤员尽快脱离电源。急救者切勿直接接触触电伤员，防止自身触电而影响抢救工作的进行。

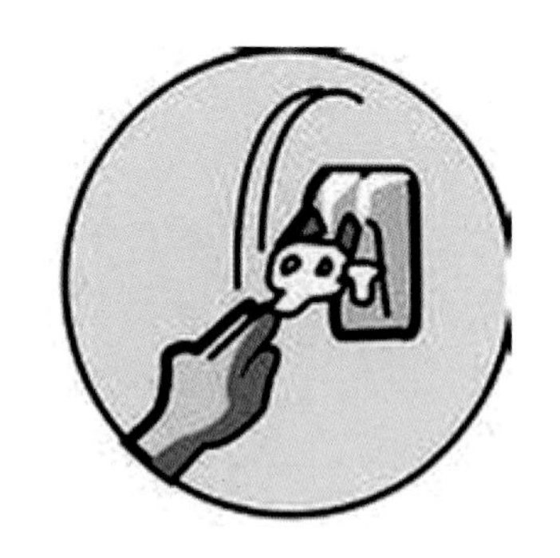

其次，当伤员脱离电源后，应立即检查伤员全身情况，特别是呼吸和心跳，发现呼吸、心跳停止时，应立即就地抢救。

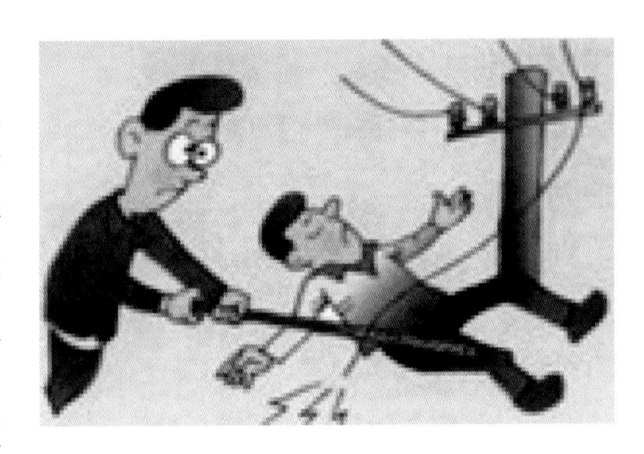

如果是轻症，即神志清醒、呼吸心跳均自主者，伤员应就地平卧，严密观察，暂时不要站立或走动，防止继发休克或心衰。

如果是呼吸停止、心搏存在者，伤员应就地平卧解松衣扣，通畅气道，立即口对口人工呼吸，有条件的可气管插管，加压氧气人工呼吸。亦可针刺人中、十宣、涌泉等穴，或给予呼吸兴奋剂（如山梗菜碱、咖啡因、可拉明）。

如果是心搏停止、呼吸存在者，伤员应立即做胸外心脏按压。

如果是呼吸心跳均停止者，则应在人工呼吸的同时施行胸外心脏按压，以建立呼吸和循环，恢复全身器官的氧供应。现场抢救最好能两人分别施行口对口人工呼吸及胸外心脏按压，以1:5的比例进行，即人工呼吸1次，心脏按压5次。如现场抢救仅有1人，用15:2的比例进行胸外心脏按压和人工呼吸，即先做胸外心脏按压15次，再口对口人工呼吸2次，如此交替进行，抢救一定要坚持到底。

在处理电击伤时，应注意有无其他损伤。如触电后弹离电源或自高空跌下，常并发颅脑外伤、血气胸、内脏破裂、四肢和骨盆骨折等。如有外伤、灼伤均需同时处理。

在现场抢救中，不要随意移动伤员，若确需移动时，抢救中断时间不应超过30秒。移动伤员或将其送医院，除应使伤员平躺在担架上并在背部垫以平硬阔木板外，应继续抢救，心跳呼吸停止者要继续人工呼吸和胸外心脏按压，在医院医务人员未接替前救治不能中止。

（八）需要紧急医疗救助拨打120或999急救电话

需要紧急医疗救助时，可拨打120急救电话求助。电话接通后应简要说明需要救护者的病情、人数、所在地点以及伤病者姓名、性别、年龄、联系电话以及报告人的电话号码与姓名。

北京红十字会于2001年9月19日启用999急救电话。与120不同的是，999是民间组织（社会团体），而不归属政府管辖。特别提醒：在北京拨打999时，若出现语音提示，请重新拨打010999。

（九）需要健康咨询拨打12320电话

12320是国家卫生计生委于2005年12月9日开始在全国启用的一个统一、便于记忆和使用的政府公益热线电话。电话覆盖全国各地，服务对象为境内所有人。

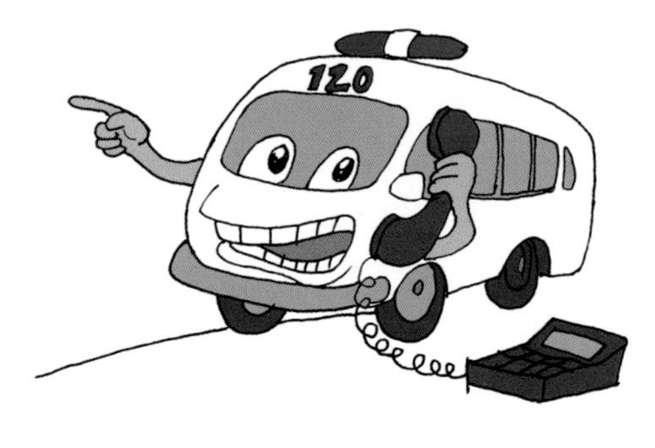

12320是卫生计生系统与社会和公众沟通的一条通道，是社会公众举报投诉公共卫生、计生相关问题的一个平台，是向公众传播卫生政策信息和健康防病知识的一个窗口。12320受理

公众对突发公共卫生事件和违反卫生法律法规案件的举报；受理公众对突发公共卫生事件应急处置的投诉；受理公众对公共卫生、计生工作的意见和建议；提供我国有关公共卫生法律法规和方针政策以及疾病预防控制和健康保健方面的咨询服务。

开通的城市都建立了比较完善的联动机制，公众的举报、投诉和建议均能迅速地转办给相应的处理部门，并及时获得处理进展或结果的反馈，在规定的时间内回复给公众。

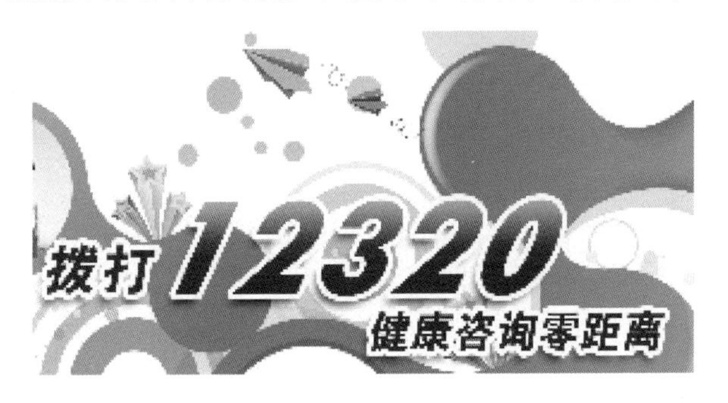

（十）发生火灾时，用湿毛巾捂住口鼻、低姿逃生，并拨打119火警电话

发生火灾时，如果无力灭火，应当不顾及财产，迅速逃生。由于火灾会产生有毒烟雾，所以在逃生时，应当用潮湿的毛巾或者衣襟等捂住口鼻，用尽可能低的姿势，有秩序地撤离灾害现场。

发现火灾，应立即拨打119火警电话报警。

（十一）发生地震时，选择正确避震方式，震后立即开展自救互救

当地震来临时，要保持清醒、冷静的头脑。如果在室

内，应选择结实、能掩护身体的物体旁边，容易形成三角空间的地方或开间小，有支撑的地方，蹲下或坐下，尽量蜷曲身体，降低身体重心；在寻找躲避地方时用身边的柔软物品保护头部。如果在室外，就地选择开阔地蹲下或趴下，以免摔倒，不要乱跑，不要返回房屋内；应避开楼房、过街天桥、立交桥等高大建筑物，应避开变压器、电线杆、广告牌、吊车等危险物或悬挂物；还要避开狭窄街道、危旧房屋、砖瓦木料等堆放物。在公共场所切忌盲目往外冲，听从现场工作人员指挥，不要慌乱；避开玻璃门、橱窗；避开高大不稳定或摆放重物及易碎物的货架。震后立即开展自救互救，要尽量改变所处环境，稳定后设法转移；设法避开身体上方不结实的倒塌物、悬挂物或其他危险物；搬开身体周围的碎砖瓦等杂物、扩大活动空间；不要使用室内电源等设施；不要使用明火；闻到煤气等有毒气味或灰尘太大，要设法用湿衣物捂住口、鼻；如果受伤，应适当进行包扎，防止流血过多；如果不能得到及时救助，要搜寻周围是否有可饮用的水、饮料和食物，如果什么都没有，就要设法接自己的尿饮用，做持久战的准备。

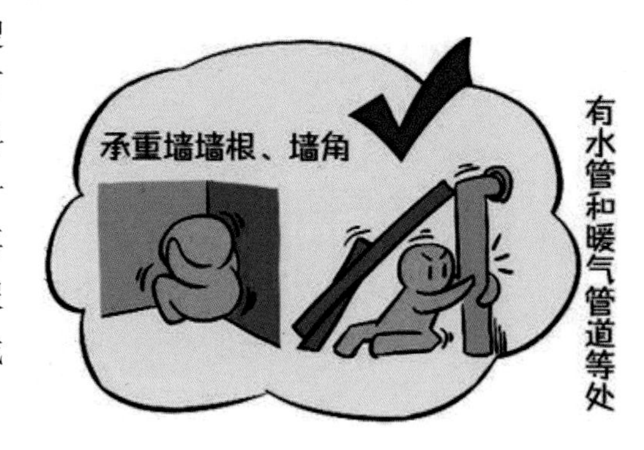

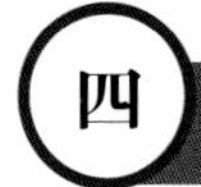

项目点健康服务信息——您了解吗？

（一）北京市丰台区

1. *免费孕检*

服务机构：丰台区计划生育生殖健康技术服务中心

地址：丰台区七里庄路20号

电话：010-83812870

服务时间：周一至周五

9:00～11:30

13:30～17:00（周五：15:30）

2. *产检5次及产后访视2次，补助695元*

服务机构：建立母子健康档案所在的社区卫生服务中心

服务内容：北京市户籍和常住孕产妇可享受产检5次及产后访视2次补助，最高695元。

服务方式：由社区卫生服务中心统计申报并发放

3. *免费孕产妇艾滋病检测*

服务机构：孕妇在丰台区助产机构建档产检，享受免费艾滋病检测一次。

服务方式：产检时减免艾滋病筛查的费用

4. 免费孕前优生健康检查

服务机构：丰台区妇幼保健院

服务地址：丰台区右外大街开阳里3区1号5层

咨询电话：010-63804684

服务时间：周一至周六 上午：8:30～11:00

后续服务：参加检查后若您已知怀孕，请告知社区或村委会计生专干并及时到社区地段保健科登记、建立母子健康档案。

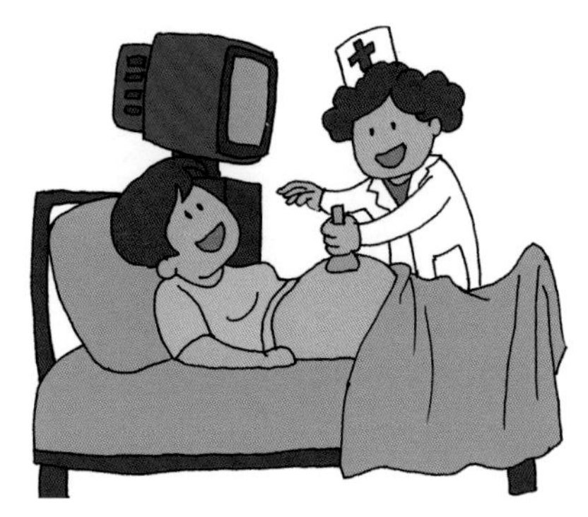

5. 免费建立健康档案

服务机构：社区卫生服务中心/站

服务条件：在北京市居住的孕产妇，包括本市户籍、外嫁京以及在本市居住半年以上的常住人口。孕产妇在孕6周以后持医院出具的妊娠化验结果、夫妻双方暂住证、户口簿等资料，到基层卫生服务机构申请建立《北京市母子保健健康档案》。

注意事项：

✧ 夫妻双方均为北京市户籍的，到女方户籍所在地的基层卫生服务机构建档；如女方为集体户口，男方是常住户口，到男方户口所在地建档；如果夫妻双方均为集体户，到女方集体户所在地建档。

✧ 夫妻一方是北京市户籍的，到北京一方户籍所在地的基层卫生服务机构建档；

✧ 夫妻双方均为外地户籍的，到在京暂住证所在地的基层卫生服务机构建档。

6. 免费避孕药具

领取方法：

✧ 在丰台区各乡（镇）街道计生办、地区单位、社区居委会、村委会、医院、社区卫生服务站、区职介中心、区人才服务中心、婚姻登记处、计划生育生殖健康技术服务中心、规范管理的市场大院、商务楼宇等药具免费发放点获取。

✧ 登录："北京市免费避孕药具发放综合平台"（网址：http://bj.e–health.org.cn）网络选订避孕药具（五环内加收1元快递费，五环外加收2元快递费）。

✧ 拨打400-7070702电话预定避孕药具，快递费同上。

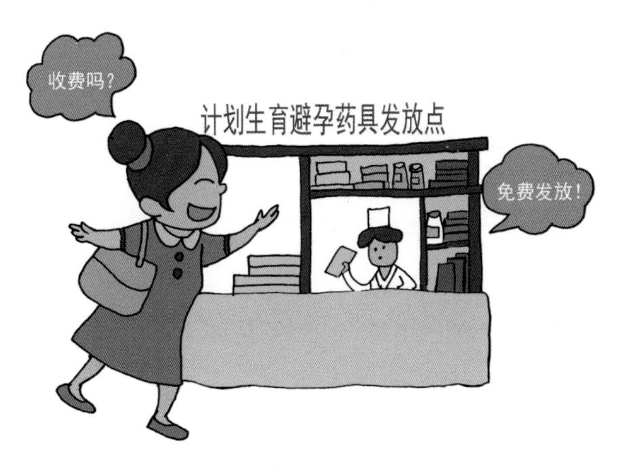

✧ 凭二代身份证在安装网络版的药具自助发放机上刷取避孕药具。

7. 免费发放叶酸预防神经管畸形

领取地点：现居住地的社区卫生服务中心保健科

领取条件：常住育龄妇女计划怀孕前可免费领取半年量的叶酸片。持有效身份证原件和复印件，签署知情同意书。

服用方法：计划怀孕前3个月至孕早期3个月，每天服用0.4μg。

8. 丰台区部分医疗机构地址及联系方式

机构名称	机构地址	联系方式
中国康复研究中心北京博爱医院	丰台区角门北路10号	010-67563322
首都医科大学附属北京佑安医院	丰台区右安门外西头条8号	010-83997000
北京中医药大学东方医院	丰台区方庄芳星园一区6号	010-67689655
北京电力医院	丰台区太平桥西里甲1号	010-63501188
北京市丰台中西医结合医院	丰台区长辛店东山坡三里甲60号	010-83876520
中国人民解放军第302医院	丰台区西四环中路100号	010-66933105
中国人民解放军第307医院	丰台区东大街8号	010-66947600
武警北京市总队第三医院	丰台区小屯路10号	010-59707008
北京丰台医院	北院：丰台区丰台镇西安街1号	010-63811115
	南院：丰台区丰台南路99号	010-63811115
北京市丰台区铁营医院	丰台区永外东铁营横七条1号	010-67646101
中国航天科工集团七三一医院	丰台区云岗镇岗南里3号院	010-68374065
北京航天总医院	丰台区东高地万源北路7号	010-68754024
南苑医院	丰台区南苑公所胡同3号	010-67991313

（二）河北省石家庄市长安区

1. 长安区妇幼保健计划生育服务中心

服务地址：石家庄市长安区谈中街21号

服务电话：0311-86660725

服务项目：

✧ 婚前体检、孕前优生、孕产期保健与咨询服务。

✧ 流动孕妇免费享受孕初期血型、血常规、尿常规、肝功能、肾功能、乙肝五项、梅毒、艾滋病、一般体检、产前筛查等项目检查；产后42天母婴体检时，免费享受妇科检查服务。

✧ 已婚育龄流动妇女免费享有生殖保健咨询、常见乳腺疾病、妇科疾病等生殖健康检查服务；免费领取避孕药具。

2. 长安区河东社区卫生服务中心

服务地址；石家庄市长安区谈固西街2号

服务电话：0311-85052729

服务项目：针对流动人口开展优生优育、特色健康教育，血管病的防治及医养结合工作。

（1）优生优育服务

✧ 出生缺陷性疾病的防治工作；

✧ 备孕的宣教与实践；

✧ 胎儿的智慧与性格管理；

✧ 优养管理；

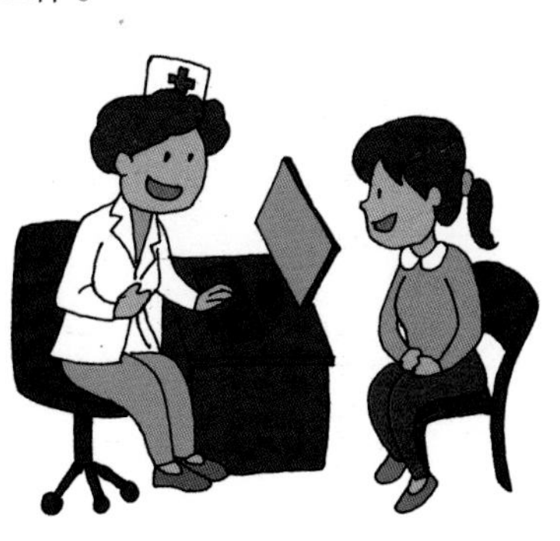

✧ 优教管理；

✧ 优育管理。

（2）健康教育服务：针对流动人口进行健康教育。

（3）脑血管防治服务

（4）医养结合服务

（5）家庭医生服务

3. 石家庄市长安区部分医疗机构地址及联系方式

机构名称	机构地址	联系方式
石家庄市第一医院	长安区范西路36号	0311-86049777
河北医科大学第四医院	长安区中山东路206号	0311-85281661
河北省中医学院附属医院	长安区中山东路389号	0311-66537777
石家庄第三医院	长安区体育大街15号	0311-85990522
长安区医院	长安区建华北大街25号	0311-85052119
河北省儿童医院	长安区建华南大街133号	0311-85911234
河北医科大学附属铁路中心医院	长安区方北路9号	0311-87280262

（三）河南省鹤壁市淇滨区

1. 免费计划生育技术服务

服务机构：鹤壁市妇幼保健院

地址：鹤壁市淇滨区衡山路62号

电话：0392-3221508

服务时间：周一至周五　8:00 ~ 11:30　14:30 ~ 17:30

2. 产检5次及产后访视2次

服务机构：建立母婴健康档案所在的社区卫生服务中心

服务内容：鹤壁市户籍和常住孕产妇可免费享受产检5次及产后访视2次

服务方式：由社区卫生服务中心统计申报并发放

3. 免费孕产妇艾滋病检测

服务机构：孕妇在淇滨区助产机构建档产检，享受免费艾滋病检测一次

服务方式：产检时免费进行艾滋病筛查

4. 免费孕前优生健康检查

服务机构：鹤壁市妇幼保健院

服务地址：鹤壁市淇滨区衡山路62号

咨询电话：0392-3221508

服务时间：周一至周五　8:00 ~ 11:30　14:30 ~ 17:30

后续服务：参加检查后若您已知怀孕，请告知社区或村委会计生专干并及时到社区地段保健科登记、建立母子健康档案。

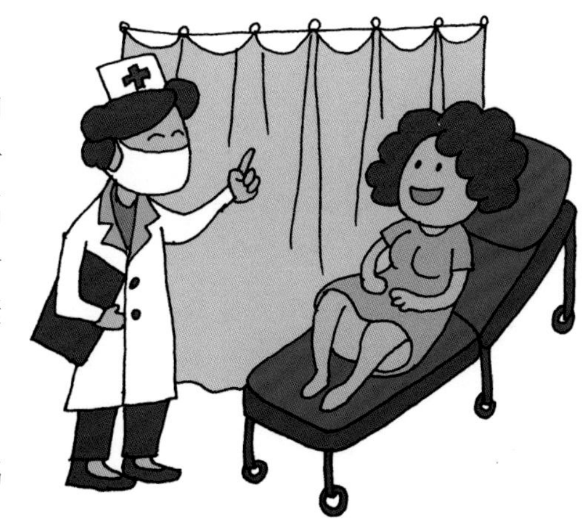

5. 免费婚检

服务机构：鹤

壁市妇幼保健院

服务地址：鹤壁市淇滨区九江路29号

咨询电话：0392-2696438

服务项目：婚前医学检查基本项目、婚前卫生指导和婚前卫生咨询。

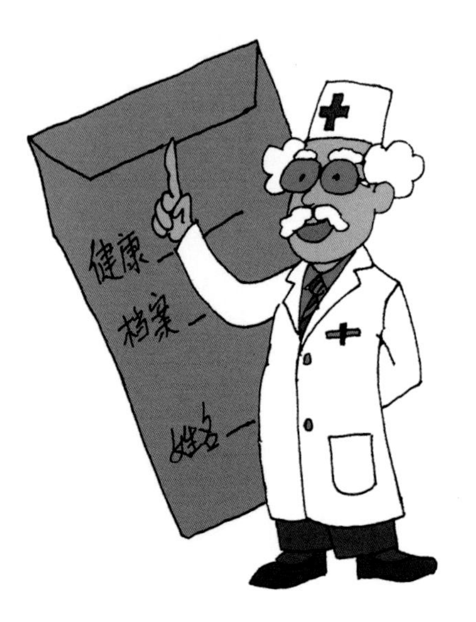

6. 免费建立健康档案

服务机构：社区卫生服务中心/站

服务条件：在本市居住的孕产妇，包括本市户籍，以及在本市居住6个月以上的流动人口。孕产妇在孕6周以后持医院出具的妊娠化验结果、夫妻双方暂住证、户口簿等资料，到基层卫生服务机构申请建立《鹤壁市母子保健健康档案》。

7. 免费避孕药具

领取方法：在淇滨区各乡（镇）街道计生办、驻区单位、社区居委会、村委会、医院、社区卫生服务站、婚姻登记处、计划生育生殖健康技术服务中心、规范管理的市场大院、商务楼宇、避孕药具自助发放机等药具免费发放点获取。

8. 免费发放叶酸预防神经管畸形

领取地点：现居住地的社区卫生服务中心保健科

领取条件：常住育龄妇女计划怀孕前可免费领取半年量

的叶酸片。持有效身份证原件和复印件，签署知情同意书。

服务用方法：计划怀孕前3个月至孕早期3个月，每天服用0.4μg。

9. 65岁以上女性每年免费体检一次

服务机构：淇滨区开展老年人健康管理服务的乡镇卫生院和社区卫生服务中心

服务内容：生活方式和健康状况评估；体格检查；辅助检查；健康指导。

10. 淇滨区各社区服务办事电话

黎阳路办事处：0392-3305051	九州路办事处：0392-3223033
长城社区：0392-3338529	桂鹤社区：0392-3215578
佳和社区：0392-3337787	金鹤社区：0392-3303927
福源社区：0392-3338559	鹤源社区：0392-3221605
颖秀园社区：0392-3338539	鹤翔社区：0392-3325558
胜隆社区：0392-3260613	福田社区：0392-2963494
黎阳社区：0392-3305035	清华园社区：0392-3217282
怡乐园社区：0392-3339601	九州社区：0392-3299603
锦绣园社区：0392-3335419	学院社区：0392-3299609
长江路办事处：0392-3226619	牟山社区：0392-3217285
福兴社区：0392-2951366	广场社区：0392-2170970
华府社区：0392-3226676	迎宾社区：0392-3299600
新城社区：0392-6860162	凤凰城社区：0392-3223005
和谐社区：0392-6860163	

11. 淇滨区部分医疗机构地址及联系方式

机构名称	机构地址	联系方式
鹤壁市人民医院	淇滨区九州路市人民医院	0392-3327557
鹤煤总医院	鹤煤大道与嵩山路交叉口向东70米路南	0392-2920000
鹤壁市中医院	淮河路与华夏南路交叉口向西150米路北	0392-3333120
鹤壁市第二人民医院	华山路北段157号	0392-3311820
河南省肿瘤医院鹤壁分院	淇滨大道与衡山路交叉口向东120米路南	0392-3377120
淇滨区医院	卫河路附近	0392-3311120

（四）湖北省武汉市硚口区

1. 在硚口区妇幼保健院可以接受的服务

✧ 免费孕前优生健康检查；

✧ 免费生殖健康检查；

✧ 孕早期免费体检；

✧ “两癌”筛查（农业户口、30~45岁属低保、特困户的）

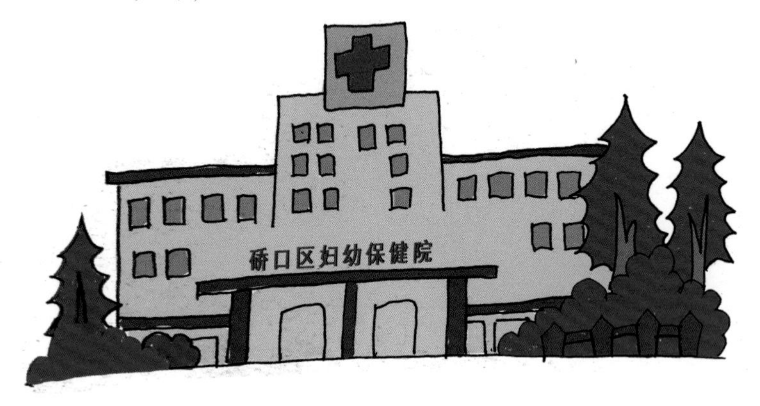

服务地址：硚口区工农路6号公共卫生服务中心
服务电话：83615430
2. 在各社区卫生服务中心可以接受的服务
✧ 健康档案的建立；
✧ 进行健康教育；
✧ 孕产妇体检及健康指导；
✧ 孕产妇中医健康管理；
✧ 孕产妇免费产后访视；
✧ 女性“两癌”（乳腺癌、宫颈癌）筛查；
✧ 传染病防控（结核、艾滋病的免费治疗）；
✧ 65岁以上高血压、糖尿病患者，每年免费体检一次；
✧ 重型精神病患者每年免费体检一次；
✧ 免费进行中医体质辨识；
✧ 65岁及以上妇女每年免费体检一次；
✧ 对普通门诊挂号、诊疗、注射服务和住院诊疗、护理服务等费用予以免收，对血常规、尿常规、大便常规、肝功能、胸透、心电图等单项检查费用减免20%。

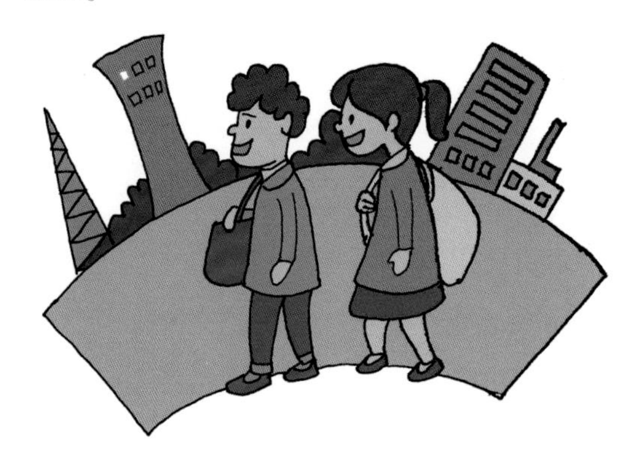

3. 硚口区各社区卫生服务中心联系方式

机构名称单位	机构地址	联系方式
古田街社区卫生服务中心	武汉市硚口区古田二路68号	027-83841068
韩家墩街社区卫生服务中心	武汉市解放大道174号博学仕府6栋	027-83999048
汉水桥街社区卫生服务中心	硚口区宝丰路营房后街1号	027-83778039
荣华街社区卫生服务中心	武汉市硚口区荣华街三乐路1号	027-83771227
汉中街社区卫生服务中心	武汉市硚口区中山大道188号	027-83760482
六角亭街社区卫生服务中心	武汉市硚口区利济东街101号	027-85892138
汉正街社区卫生服务中心	武汉市硚口区长堤街632	027-85372231
长丰街社区卫生服务中心	武汉市硚口区古田四路199号	027-83495127
宗关街社区卫生服务中心	武汉市解放大道391-5号	027-83880991
宝丰街社区卫生服务中心	武汉市硚口区宝丰街20号	027-83742811

4. 硚口区部分医疗机构地址及联系方式

机构名称	机构地址	联系方式
同济医院	武汉市硚口区解放大道1095号	027-83662688
湖北省中山医院	武汉市硚口区中山大道28号	027-83743134
武汉市中西医结合医院	武汉市硚口区中山大道215号	027-85860666
武汉市普爱医院	武汉市硚口区汉正街473号	027-68835075
武汉市结核病防治所	武汉市硚口区宝丰路28号	027-83660176
武汉血液中心	武汉市硚口区宝丰一路8号	027-83645209
武汉市硚口区疾控中心	武汉市硚口区集贤路36号	027-50759640

五 国家健康教育网站——您看过吗？

（一）健康报网

网址：http://www.jkb.com.cn/

主管：国家卫生和计划生育委员会

网站介绍：健康报网是卫生计生行业报《健康报》建设的、以行业资讯和医学科普知识为主，服务卫生计生行业、服务社会和公众健康的综合性网络媒体。该网设有新闻、舆情、寻医问药、健康生活等板块，并具备读者调查、新闻评论、社区、视频等多媒体交互功能。近年来，该网还推出数字版《健康报》、移动阅读、手机报—健康报等新媒体及官方微博和微信，全方位提供健康资讯服务。

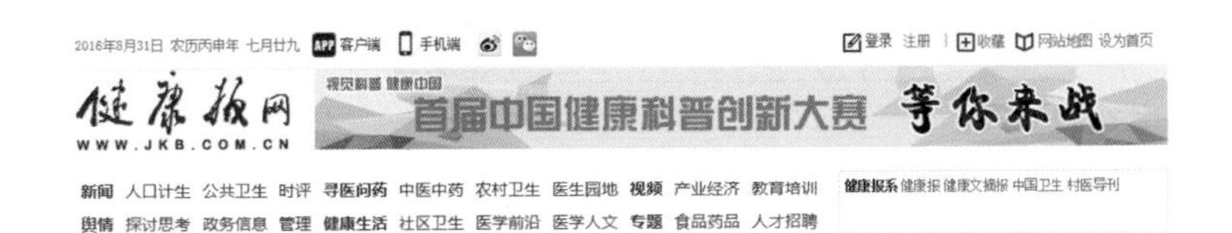

（二）12320全国公共卫生公益热线网站

网址：http://www.12320.gov.cn/

主办：全国卫生12320管理中心

网站介绍：12320属于卫生行业政府公益热线，是卫生系统与社会和公众沟通的一条通道，是社会公众举报投诉公共卫生相关问题的一个平台，是向公众传播卫生政策信息和健康防病知识的一个窗口。

主要职能是：

- ✧ 受理公众对突发公共卫生事件和违反卫生法律法规案件的举报；
- ✧ 受理公众对突发公共卫生事件应急处置的投诉；
- ✧ 受理公众对公共卫生工作的意见和建议；
- ✧ 提供有关公共卫生法律法规和方针政策以及疾病预防控制和健康保健方面的咨询服务。

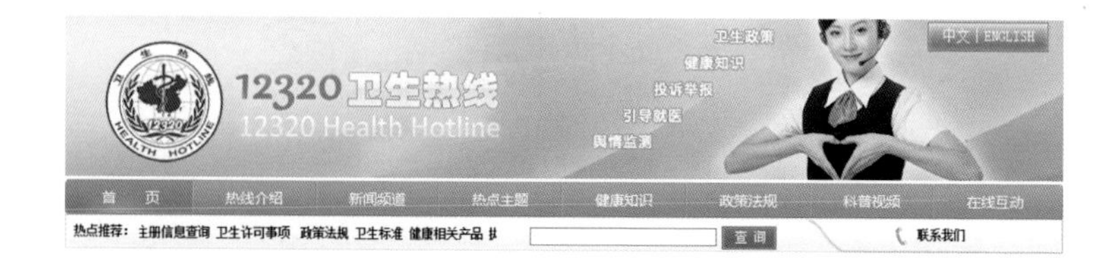

（三）中国健康教育网

网址：http://www.nihe.org.cn/

主办：中国健康教育中心

网站介绍：中国健康教育网提供传染病知识库、中医中药、食品安全、母婴保健、心理健康、科学养生、求医问药、两性健康、科学饮食等多类健康知识专栏。中国健康教育中心是国家卫生计生委的直属单位，承担全国健康教育与卫生计生新闻宣传大型活动的组织实施及信息管理、媒体联系、业务培训等有关技术和服务性工作。

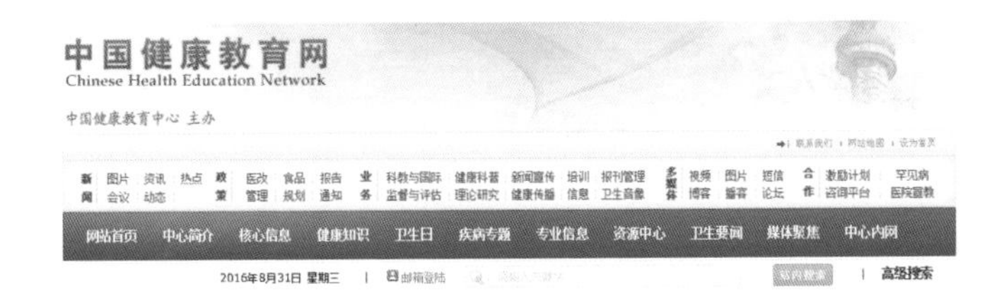

（四）中国妇幼保健网

网址：http://www.chinawch.com/jy/

主办：中国疾病预防控制中心妇幼保健中心

网站介绍：中国妇幼保健网全面关注母婴健康、呵护儿童，从母婴双方的角度关注育儿生活，提供全方位育儿服务。

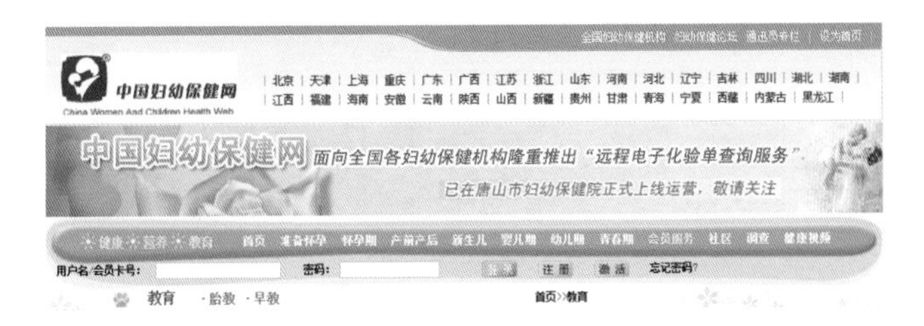

（五）中国慢病管理网

网址：http://www.ncd.org.cn/

主办：中国慢病管理网信息中心

网站介绍：中国慢病管理网作为慢病领域专业迅捷的信息平台，设有要点资讯、政策解读、高端访谈、健康教育、各地动态、临床性研究、继续教育、慢病信息化、国家慢病示范区等多个栏目，并针对各类学术会议、社会活动、新闻咨询等内容，制作各类宣传报道，围绕整合资源、协调各方力量共同应对慢性病。

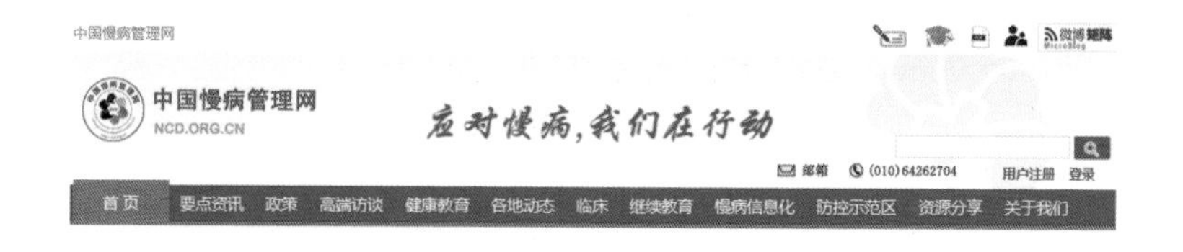

（六）职业卫生科普教育网

网址：http://niohp.chinacdc.cn/

主办：中国疾病预防控制中心职业卫生与中毒控制所

网站介绍：该网的科普教育专栏中包含尘肺病防治、农药中毒控制、职业中毒控制、卫生毒理、职业卫生与职业病诊断标准、职业卫生监测等方面的知识与咨询。

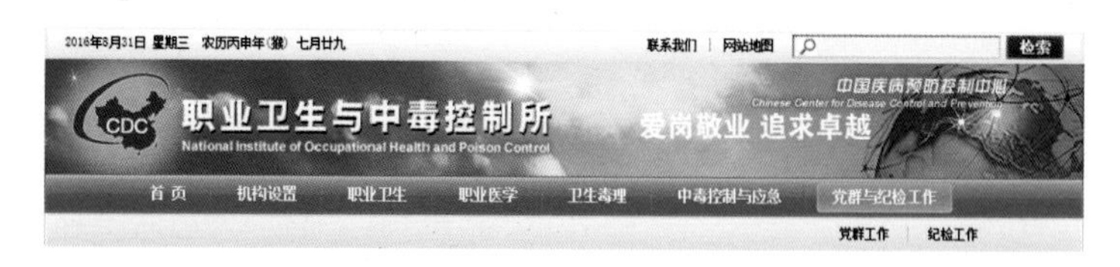

（七）中国禁毒网

网址：http://www.nncc626.com/

主办：国家禁毒委员会办公室、中国禁毒基金会和新华网共同主办

网站介绍：中国禁毒网集权威禁毒信息发布、禁毒新闻宣传、毒品预防、政务公开、线上互动、爱心捐赠等功能于一体，是宣传禁毒工作、传播禁毒知识、发动社会公众参与禁毒的重要平台。现有政务、新闻、毒情、互动、公益等五大板块30多个栏目。

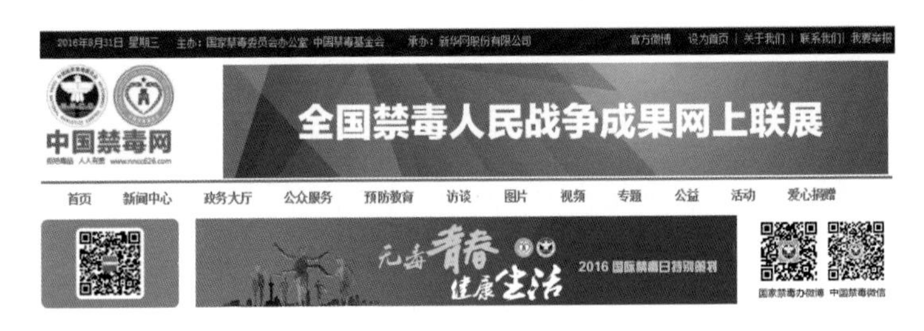

参考文献

国家卫生计生委，2015.《中国公民健康素养——基本知识与技能（2015年版）》.

顾沈兵. 2015. 健康促进项目——从理论到实践[M]. 上海：第二军医大出版社.

郭清. 2015. 健康管理学[M]. 北京：人民卫生出版社.

庞保珍. 2015. 生活起居中的健康科学[M]. 北京：人民卫生出版社.

许楠楠. 2016. 了解我们的身体与健康[M]. 北京：中国书籍出版社.

杨眉. 2016. 健康人格心理学——有效促进心理健康的9种模式[M]. 北京：首都经贸出版社.

张新华. 2010. 幸福真爱指南[M]. 北京：中国人口出版社.

中国健康教育网，http://www.nihe.org.cn/

中华人民共和国国务院令第619号. 女职工劳动保护特别规定. 2012年4月28日颁布并实施.